每天吃肉

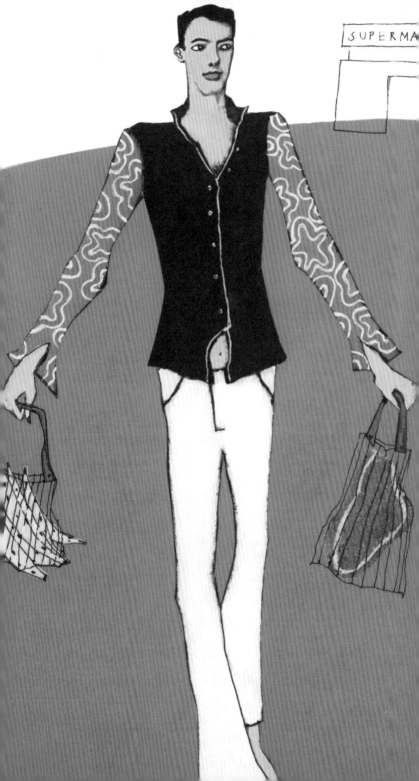

尼柯萊・沃爾姆

每天吃肉

回歸石器時代的飲食方法

史特芬妮・哈葉斯 插畫

楊超良 譯

北醫營養師李青蓉 審訂

靜宜大學食品營養學系肉品研究室林國維教授 推薦

高談文化

目錄

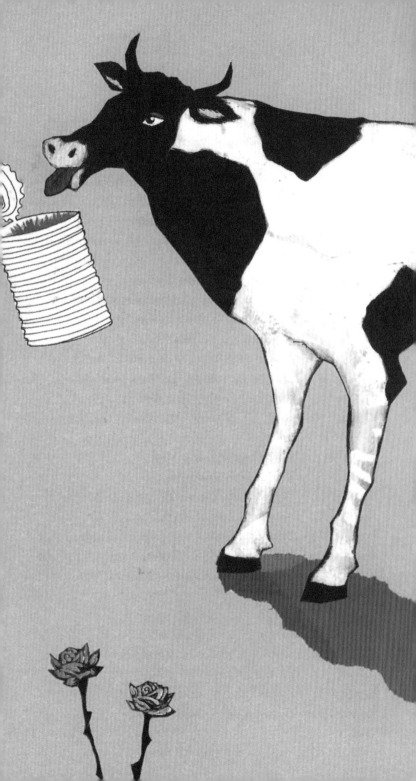

序
肉是高營養價值的食物

「吃肉」猛然會讓人有殘忍、兇狠的感覺，彷彿回到史前時代茹毛飲血，或侏羅紀時代暴龍吞食動物的場景，然而「吃肉」確實也讓我們的老祖宗存續至今。近年來消費者一直被灌輸少吃紅肉以保健康的觀念，素食主義者大行其道，素食店滿街都是。但吃肉真的對你我健康有害嗎？

肉的營養價值其實很高！肉類，尤其是紅肉，是很好的水溶性維生素B群，例如B1、B2、B6、菸鹼酸、B12，以及礦物質如鐵與鋅的來源。肉中含有完整的氨基酸與高量的必須氨基酸，其蛋白質效率比（PER）也高過植物性蛋白質。雖然肉類的脂肪中飽和脂肪酸含量較高，卻也含有豐富的脂溶性維生素。

的確，誠如本書作者指出，肉品與其加工品會產生許多有害人體的物質，但正確地選擇適當的肉，配合正確烹煮方法與適量的攝食，所獲得的益處將超過其對我們人體的傷害。

本書作者以深入淺出的方式，以簡單明瞭的字句帶領讀者，由肉的營養帶入吃肉的迷思，再到人為與自然環境對肉品的污染，並間接造成消費者的傷害，結尾還有飲食的基本原則。譯者以專業的知識與流暢的文筆，提供許多關於肉的基本知識，對一般民眾「吃肉」的態度與方式，助益良多。

靜宜大學食品營養學系肉品研究室林國維教授

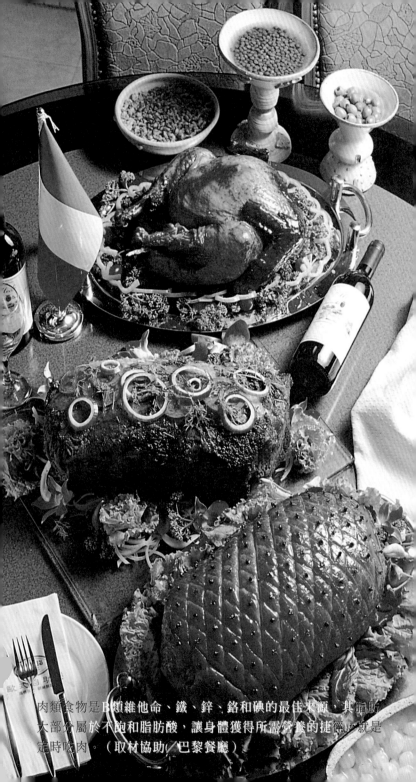

肉類食物是B類維他命、鐵、鋅、鉻和碘的最佳來源，其脂肪大部分屬於不飽和脂肪酸，讓身體獲得所需營養的捷徑，就是定時吃肉。（取材協助／巴黎餐廳）

關於本書

─── ○○○年秋天，狂牛症在德國引起震撼，甚至波及
─── 奧地利，而《每天吃肉》也還沒寫完。瑞士人在幾
年前就開始研究狂牛症現象。於是本書的寫作觀察狂牛症
的後續發展，並等候消費者保護的新措施而暫停下來。
《每天吃肉》一書因為這個問題而加了兩章，還改了副標
題。

新聞媒體對狂牛症所做的膚淺和誇張的報導，導致了
「肉類恐慌」現象，消費者也因而不知所措。狂牛症造成
的社會影響和流行趨勢相似。一些自稱專家的人，不厭其
煩地引吭高歌，他們的推論毫無依據，假設也閃爍其辭，
理論更荒誕不經，但卻在一夜之間變成了「事實」，迅速
地傳播開來。而「明白真相」的民眾當然也熱情地加入這
個「原來如此」的大合唱，甚至連嚴肅的文學評論家和退
休的網球明星，也以專家的身份站出來講話。一時之間，
大家忽然都有了先見之明，像念經一樣不停地重複說著：
「以前我們一個星期只能吃到一次肉。但我也沒缺手，或
是少了腿。我們今天就是吃了太多的肉，所以身體怎麼可
能健康！」

這些議論令我感到不滿，引起我寫作本書的衝動。我們
的祖先吃了什麼，吃了多少，和我們的健康狀況真的那麼
息息相關嗎？既然如此，我們為什麼不再更往前回溯，不
是一代兩代，而是二十代、兩百代、兩千代呢？

什麼東西對我們的身體有利，是由基因決定的。因此，
我們最近幾代祖先的飲食習慣，對於基因提供我們改變的

可能性，完全沒有什麼影響力。基因的進化過程是需要數百萬年時間的。所以研究我們遠古時代的祖先吃些什麼，要有意義得多。科學證明，至少從石器時代以來，我們的基因基本上就再也沒有太大的變化。

近些年來，很多研究者對我們祖先的食物結構做了初步的調查。我的上一本書——《來一客古代巨象！》（註：該書亦由高談文化出版），介紹了該領域裡的研究成果。我在本書一開始，會簡略介紹那一本書的內容，包括有關肉類的營養價值和社會對肉類的不同觀點等內容。第四章和最後一部則會介紹有關物質代謝研究的新成果，用以得出一個符合人類物種需求的飲食方式概念。

書的第二部是處理有關肉類的偏見，第三部是肉類的消費可能帶來的問題，還有消費者應該採取哪些措施來保護自己免受其害。

長期以來，素食者和激進的環境與動物保護組織，一直認為吃肉不健康，認為我們現在吃這麼多的肉是不健康的。他們指的是目前普遍的食用量。以前他們不是社會主流，所以營養學界的看法還能適應，因為他們的主張沒有科學依據。但是一九九〇年代以來，素食在新聞媒體中占了上風，成了顯學，在營養諮詢顧問和消費者顧問的圈子中，也愈來愈受認同。甚至目前有些專業組織的正式推薦準則中，也出現了這類的觀點。可是卻沒有人要求他們提出正式的相關學術論證。

近幾年來，在幾百個為醫生、營養諮詢機構和非專業人士舉辦的講座和討論會上，我收集了許多流行的「健康營養觀念」資料。我發現，對肉類的偏見和吃肉已過時的見解，比其他任何食物都要多。很多健康諮詢專家根本不關

心這種肉食的理論是否站得住腳。對他們來說，只要吃肉有害是肯定的，那就夠了。

如果營養諮詢專家和專業研究機構的代表們，真的想引導消費者對他們的飲食習慣做出決定性的改變，那麼他們應當保證消費者照著他們的方法做，一定可以改善健康。但是少吃肉類對身體健康較好這種說法，至今仍然沒有任何真正有說服力的證據。大幅削減生活品質，卻不一定有好處的作法，恐怕過於牽強。但是，似乎很少有人意識到這是一種不負責任的做法。投機分子正好可利用民眾的信任和憧憬大撈一票：「健康的選擇」和用哲學理念包裝過的營養諮詢，可以帶來幾十億的生意。

二十年來，我一直對這個問題進行科學性的研究：動物性食物和各種現代文明疾病的形成，到底有沒有關係？如果有，關係到底有多密切？我寫這本書的主要目的，就是想把肉類的知識介紹給更多人知道，同時用事實和那些沒有證據的論點及偏見進行比對。

《每天吃肉》這本書的宗旨，並不是要呼籲大家要多吃肉，更不是鼓勵更密集的飼養方式。相反地，我希望能夠還原肉類的真正價值，讓大家重新認識，肉作為一種高級食物，在人類的進化過程中，始終是最具關鍵性、最受珍愛的食物。人類一直採取的方法是：能吃多少肉，就吃多少肉，植物性的食物則是該吃多少，就吃多少。德文中有個「每天的那一份肉」的說法。大家可以不惜一切代價，甚至生命，正是為了得到這個「每天的那一份肉」。今天，吃肉已經不是這麼難以滿足的願望，為什麼我們不可以再注意這種高級食物呢？

這本小書的篇幅有限，不可能對所有的論點列出相關的

研究資料。如果讀者對我的論點是基於對科學研究和學術論證有興趣的話，可以參考拙作《來一客古代巨象！》。那本書中列出了不少相關的專業著作。當然，您也可以透過我的網頁直接和我聯絡（http://www.nicolai-worm.de）。

尼柯萊・沃爾姆

二〇〇一年夏，貝爾格

第一部
肉是
珍貴的
食物

第一章
肉的營養價值

飲食有益健康。但是形形色色、令人毛骨悚然的報導，充斥於報刊、廣播和電視之中。在這種新聞媒體的運作下，許多人似乎已經忘了。我們人類和其他生物一樣，也需要一定的能量和營養。我們需要蛋白質、脂肪、維他命、微量元素和礦物質，用來支援身體的活動，保持新陳代謝，同時使細胞和組織能夠生成、更新和不斷的得到修補。

在漫長的一生中，要對身體提供需要養分，才能讓身體將基因所決定的全部潛能充分發揮出來。

沒有任何一種天然食物包含了生命所需的全部養分。所有的天然食物都各有優點，也各有「缺點」。所以，應攝取各種不同的食物。反之，某種飲食習慣的「健康」與否，也絕對不會只取決於某個食物。

吃的「健康」意味著，不要只攝取幾種食物，而是利用不同食物構成的食譜，攝取對生命有用的全部養分。食物不僅要避免單調，同時還不能忽略它的味道。嚮往美食也是不可或缺的。享受美食是一種特別的生活樂趣。

肉是珍貴的食物，因為它供給我們一系列和生命息息相關的養分。不過，就像生活中其他的東西一樣，多多不一定益善。吃肉過多，忽略了其他食物，容易營養失衡。

基本養分

肉——無論來自牛、豬、羊，還是禽類，可以提供高蛋白質，也就是可以提供含量適宜、並且搭配適宜的必須必須氨基酸。植物性蛋白沒有這麼「全面」，所以其等級也就沒有這麼高。

肉類的脂肪中，除含有飽和脂肪酸外，更含有豐富的單元不飽和脂肪酸及多元不飽和脂肪酸。牛的肌肉中平均含有55％的不飽和脂肪酸。豬的肌肉中則平均含有52％～62％的不飽和脂肪酸。雞肉中的含量更可高達70％。貯存性的脂肪，特別是明顯可見、在皮下和腹部的厚脂肪層，含有的飽和脂肪雖然高些，但不飽和脂肪仍超過飽和脂肪酸，而且這部分的脂肪在加工時也比較容易去掉。和植物性脂肪相比，肉類脂肪確實含有全部必須的不飽和脂肪酸，即使是長鍵的Omega-3脂肪酸也不例外。如果這些動物是在森林中或草地、草原上放牧的，含量就更為明顯。反芻動物，如牛和山羊的肉中，還含有非常特殊的不飽和脂肪酸，稱為共軛亞麻油酸，（conjugated linoleic acid，縮寫是CLA）。許多人認為，共軛亞麻油酸對人的生理具有特殊的正向作用，包括抑制癌症、動脈粥樣硬化、促進肌肉和骨骼的生長，及抑制細胞中的脂肪貯存等。

肉類的另一個特殊之處，在於它也是維他命A、B1、B2、B6和B12的來源。從維他命B1的含量來說，豬肉可說是所有天然食物中的佼佼者。新的研究顯示，肉類也是最重要的維他命D的來源，大致可以和魚列入同一等級。有人估計，肉類中的25-羥基維他命D（25-OH vit D）的作用，要比普通的維他命D強五倍。至今大家的注意力

仍僅限於普通的維他命D。

除此之外，肉類也是鋅和鐵的重要來源，無論是從含量，還是從吸收性來看。人類的消化系統難以吸收許多來自植物的礦物質，而吸收來自肉類的礦物質則容易許多。肉類中鎂、鉻、銅和硒的含量也是值得一提的。

供給不足的威脅

年輕人當中，特別是年輕女性，流行盡量少吃肉，但這種做法已被證明有問題。他們常常出現鋅和鐵攝取不足的問題，嚴重缺鋅和缺鐵的情況也大有人在。由於肉類是所有食物中鋅和鐵的最佳來源，所以建議他們應該為健康著想，規律地攝取適當數量的肉類。

高度養分集中

畜牧業的許多變化，導致肉類中的脂肪含量在近幾十年來迅速下降。消費者喜歡食用較瘦的部分，如肉排和里脊，每一百克中脂肪的含量只有二克。相對的，這種瘦肉也只能提供大約一百卡路里的能量，屬於低卡路里食物。因為肉同時含有許多非常重要的養分，於是養分和能量的含量便構成了一種相當理想的比例，這被稱為「高度養分集中」。養分高度集中的一個特殊例子是肝臟，它的養分集中程度幾乎無可企及：每一百克肝可提供一百三十卡路里，其所富含的養分則令人驚歎。除了維他命A和前面提及的B類維他命含量突出外，葉酸（另一種維他命B）的含量也特別高。甚至維他命C的含量也不容小覷。因此不

厭其煩地餵孩子們吃魚肝油、小牛肝和豬肝湯的這種傳統做法，自有其一定的道理。

章末小結

・肉類食物是B類維他命、鐵、鋅、鉻和碘的最佳來源。

・瘦肉是低脂肪、低熱量的食物。

・肉的脂肪大部分屬於不飽和脂肪酸。

・讓身體獲得所需營養的捷徑，就是定時吃肉。

第二章
有肉才有人

為了維持功用和保持健康，我們的身體還需要些什麼，是由我們的基因決定，而這些基因則經歷了數百萬年的進化和發展過程。那時居於主導地位的自然環境是造成這種演變的決定性因素。有證據顯示，在過去的四十萬年中，我們的基因並沒有繼續變化，而從進化的角度來看，四十萬年實在不是一段很長的時間。也就是說，我們身體中的基因仍維持在石器時代，而我們所生存的環境則是高科技的世界。那時候的飲食習慣，幫助人類在幾十萬年的發展過程中取得了長足的進步。我們為什麼要懷疑，這種飲食習慣對於現在的人們來說，仍然是最健康？

走出非洲

人類的搖籃極有可能在東非。大約七百萬年前，出現了人科這一支。在後來的四百萬年中，分成了許多猿人的分支。其中一支在大約二百三十萬年前，成為人類第一個直接的祖先，即能人。這一支進一步發展成解剖學上的現代人，出現於大約十四萬年前。

氣候的劇烈變化伴隨著猿人進化到現代人的過程。冰河期使地表植被發生了戲劇般的變化。非洲的大片雨林不斷縮減，變成草原。我們那些最早的、還像猴子一樣生存在樹上的祖先，不得不將他們的生存範圍向荒瘠的草原和稀樹地帶擴展。他們直立行走的姿勢也正是由此而來。以前

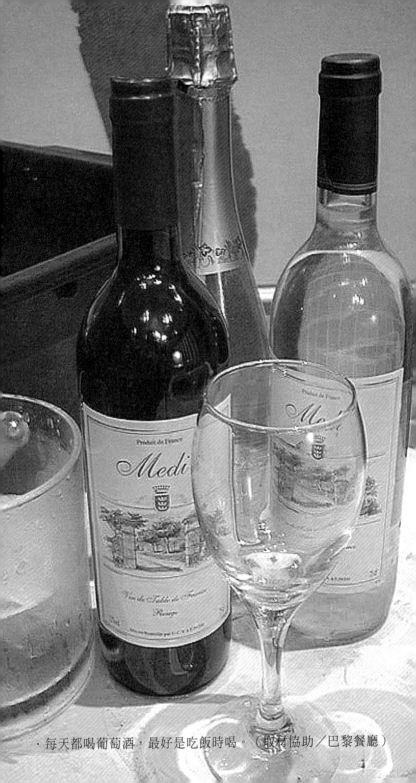

・每天都喝葡萄酒，最好是吃飯時喝。（取材協助／巴黎餐廳）

熟悉的食物,如樹葉、果實和漿果變得愈來愈少,甚至沒有。其他偶爾可以找到的植物性食物,如根莖、野菜、野草種子和堅果,也因為人口不斷增加而不敷果腹。因此,昆蟲、蛆和蠕蟲便成了普受歡迎的充饑之物。以後,田鼠、老鼠、蜥蜴及其他爬行動物,加上鳥類和牠們的蛋,也成了夢寐以求的餐品。就連猛獸吃剩的屍體,我們的祖先也學會了拿來當成簡單易得的點心,珍而惜之。最讓他們心動的是腦子和骨髓。隨著時間的推移,武器和狩獵的技巧也在發展。愈來愈大的陸生動物成了主要的食物來源,後來又加上了水生動物。那些在寒冷地帶生存的祖先們更是如此。在歐洲的冰河時期甚至別無選擇,如果他們不想餓死的話,就必須像那些專門吃肉的哺乳動物一樣獲取食物。直到大約一萬年前,人類才定居下來,並開始種植農作物。人類在自己的發展史中,有99.5%的時間是靠捕獵和採集維生的。人類因此從純粹的草食動物發展成為雜食性動物,而且在食譜中,肉類占了重要的地位。這樣的飲食方式,在近代那些主要以捕獵和採集產生的原始民族中仍可見到。

肉對腦的貢獻

大約二百三十萬年前,我們祖先的大腦容量開始了飛躍性的增長。和身體的其他組織相比,所有生物的大腦都需要驚人的能量。純粹的草食動物雖然可以透過纖維素含量甚高的葉、果實和漿果獲得大量的食物,卻只能從中攝取較少的熱量,某些養分的含量也是有限的。同時,消化系統和代謝系統高強度的工作又消耗了大量的能量,因為牠

們身體中動物性的物質全靠牠們自己透過植物性的食物製造出來。中樞神經系統完全被這些過程佔用了。

如果改善食物的質量，也就是說透過攝取高養分、高能量、易消化的混合食物，消化系統便可在進化過程中逐漸被解脫出來，讓大腦的發展得到更多的空間。事實上，在腸胃容量的縮減與大腦容量的增長之間，確實可以找到一種同步的關係。這種發展互為因果：沒有動物性食物，動物進化過程中的大腦發展就不可能如此神速。

肉食性動物、碳水化合物和胰島素抗性

因為經常以體力的付出作為代價來獲取食物，所以強健的肌肉和持久的耐力便成為日常生活中兩個決定性因素。最近的兩百萬年間，我們祖先所吃的食物也是高蛋白、高脂肪，而碳水化合物長期不足。他們吃的是古代巨象的肉，而不是麥片粥！肌肉的運作和保持能量的輸送，主要是靠碳水化合物和糖（葡萄糖）。如果太過缺乏碳水化合物和葡萄糖的話，從生理的角度來說，會合理的減少對肌肉的供應，而保障對諸如大腦、血球和生殖系統等組織的供應，因為這些組織與生命的關係最為密切。這也正是近幾百萬年來的實際情況。

肌肉細胞對胰島素信號不能作出足夠的反應，使它無法從血液中攝取到糖或對糖的攝取不足的現象，被稱為「胰島素抗性」（insulin resistance）。這個生理機制被視為身體對主導一切的自然環境的有效調整。具有這種基因變體的祖先們佔有生存優勢。因此這個基因程式便在進化過程中不斷地被選取。這就是為什麼全球有這麼多人身上具

有胰島素抗性這種特性的原因。現今的人們缺少運動,愈來愈多的人體重超重,同時他們透過固體的和流質的食物,不停地攝取碳水化合物,因此他們身上所具有的這種特性,導致新陳代謝方面的綜合性障礙。這種代謝方面的症候群,被稱為未知症候群(X Syndrom)或不明症候群,是我們的「文明病」(詳見第十六和十七章)。

章末小結

· 人類是從草食性動物進化成雜食性動物。

· 人類近兩萬年來的主食是肉。

· 要不是因為肉,人類的智力不會發展得這麼好!

第三章
嗜肉與禁肉

民俗學家和人類學家們確信，世界上沒有任何一個「原始民族」在任何一個歷史時期是完全靠蔬菜生存的，甚至連基本上靠蔬菜生存的情況都不存在。對於人類來說，在所有時期，肉類都是極度令人嚮往的食物，只要他們能夠享用和被允許享用的話。連各種肉類醜聞和狂牛症也只能讓人們暫時尋找其他的可能性。這種對肉的貪慾應當如何解釋呢？

食物質量的提高

對生物進化的觀察中可以看出一個規律，即包括人類在內的哺乳動物所需要的養分是一樣的：某些氨基酸和脂肪酸、維他命、礦物質和微量元素。所以在他們體內也可以找到這些物質不同程度的含量。當一隻哺乳動物吃掉另一隻哺乳動物時，這許多重要的養分就會以相當集中的方式輸入牠的體內。

植物在生長時需要的養分只是礦物質、水和陽光。我們和其他的動物從植物中所能獲得的養分是有限的。結果是所有純草食動物都不得不自己製造多種不可或缺的養分，因為他們無法從食物中，獲得充足或質量相當的這類養分。這會使消化和新陳代謝過程變得複雜，而這複雜性則進而佔據了大部分中樞神經系統的容量（見第二、三章）。

獲取最佳食物

在嗜肉的背後隱藏著攝取最佳食物的原則。付出一樣多的體力，吃肉、內臟和脂肪所獲取的能量和養分，遠遠超過吃水果、漿果、蔬菜和根莖。為了採集和烹製植物性食物所付出的時間和體力，與由此得到的營養不成比例。付出與獲取的最佳比例是獵取和食用最大的動物：一隻動物愈重，所含的脂肪就愈多，所能提供的能量密集度也就愈高。不久之前，大家最想得到的就是肥美的肉塊，這種情況全球各地都一樣，而且一點都不奇怪。在那些原始民族中，瘦肉甚至遭到鄙棄。直到出現了營養諮詢的機構，人們才開始對這種挑肥揀瘦的本能宣戰，不過戰績似乎不佳……。

肉與奢侈

推廣農業之後，人們對植物性食物的食用也不斷增加，稀有的大型野味漸漸有了特殊的地位。這些美味變成只有上流人士才享受得到的「領主食物」：那些有錢有權的人盡力維護他們狩獵的特權。直到近代，富裕的城市和鄉間的領主莊園在特殊節日時，還盛行大量吃肉。對肉的享用成了地位的象徵。

人類對肉的珍視程度也可以從另一個角度看出來：屠宰時，棄之不用的部分愈少愈好。當有頭有臉的人物享用上等燒烤的時候，下面的人也可吃到些骨頭碎肉。一般來說，平民日常吃的只有穀物煮的粥、豆子和少量的蔬菜。

為了提高肉類的產量，畜養動物由來已久。對於食用動物，還採用了填塞和閹割等手段以進一步提高產量。這種

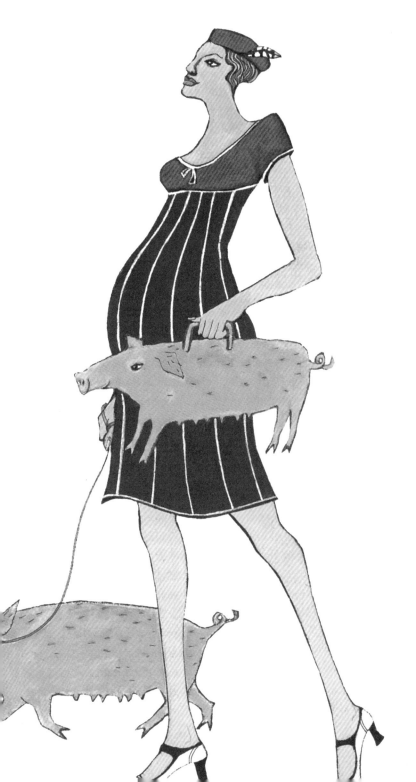

生產方法通行於整個中世紀。不過，在現代的飼料種植和集中放牧發明以前，在冬季畜養動物是相當費力的。多數的動物必須在秋後宰殺，製成醃肉或燻肉保存起來。

從十七世紀到十九世紀，出現了食肉減少的情況，而且愈來愈少。不過這種情況並非源自「肉慾」的減低，而是由於經濟所造成的。由於人口增加，肉類的產量無法滿足人類對肉的需求量。同時不斷擴張的農業使放牧的草地減少，再加上戰爭、地區性的械鬥和欠收等因素。飼料的短缺使得肉類的生產沒有發展的空間。

因此植物性食物占日常生活中的比例變得愈來愈多。有些人在這種情況下，甚至去吃病死的或已開始腐爛的動物。醫生們很快就意識到由此引發的衛生和健康問題。出於對健康的考量，他們建議徹底的放棄吃肉，而聽從他們建議的人也愈來愈多。這就是十九世紀末期歐洲素食運動形成的背景。

古今的素食主義

素食主義的原則是不吃死了的動物製品，如肉類食物和魚。這個詞源於拉丁文中的Vegetare，意為「生命」。在這個定義下，素食者大多食用活著的動物製品，如奶、奶製品、蛋、蜂蜜等等。而完全的素食主義者是連這些製品都不碰的。

西方社會中的素食者比例不易估計。在德國大約有1%～2%左右。其中有20%左右為完全素食者。對於大部分的素食者來說，他們這樣做是考慮到道德倫理，然後是顧慮到健康，就是傳說中精神上和肉體上機能的增長，加上

對生態的考量。八○年代以後，素食運動有了長足的進展。

　　全球有多少素食者，很難準確計算，因為有組織的僅佔其中一部分。目前估計約為十到二十億人。不過有大多數人並不是自願過著無肉的生活，而是出於經濟、生態環境或者宗教的原因。如果環境造成動物性的食物有限，甚至沒有，人們只能將獲取能量和營養的重點，盡可能地轉移到現存的植物性食物上。除此之外，別無選擇。

世界各種宗教中肉的禁忌

　　為什麼印度教禁食牛肉？為什麼猶太人和回教徒不吃豬肉？民族學家公認，世界各種宗教中對肉的禁忌，最初均來自經濟或生態方面的強迫性因素。

　　在印度有幾個世紀的時間，人們在宰殺和食用牛肉方面毫無禁忌。西元紀元前一個世紀，北印度的草原大量減少，牛變成了極其珍貴的東西，單純地把牛殺了吃掉，是令人難以接受的事。牛長期以來就是印度小農理想的農畜，牛糞是重要的肥料。對於幾百萬印度家庭來說，乾牛糞做成的炭餅，至今仍是取暖的首選之物。在這些背景下，禁食牛肉透過宗教的宣傳收到了相當積極的效果。到了現代，人們也不願意在發生嚴重的乾旱時，為了果腹而殺掉耕牛，否則一旦危機過後，那些農民將失去他們耕種土地時的最好幫手。

豬肉：從美味佳肴到禁止食用

禁食豬肉的情況與牛肉相似。那些可憐的豬隻們以前並未被視為不潔之物。相反地，古代近東地區把豬肉看作是精緻的食物。但那時近東地區仍有森林，野豬也在森林中生息繁衍。後來為了耕種經濟作物需要大量農地，加上大量地製造戰船，橡樹和山毛櫸逐漸被砍伐殆盡，豬的生存條件也急轉直下，牠們失去了以往的自然環境。這之後，森林裏的野豬被馴服了，移居到城市裏，成了家畜。

因為豬幾乎沒有汗腺，所以降低體溫要靠蔭涼的樹叢、潮濕的土壤、水窪、沼澤和泥漿。這些原本是牠們賴以生存的條件，在城市裏卻不可能見到，所以牠們被迫挖來挖去，尋找所有潮濕的地方，甚至在自己的排泄物中打滾。人見了當然不免側目。飼料愈來愈緊縮，本來就不多的飲水和農產品還要與豬共用。這還不算，豬這種動物簡直一無是處：不能幫助耕作，也不能用於運輸，更不用說在戰場上協助征戰了。牠的糞便不能用來取暖，也不能用作建築材料。總而言之，養豬不划算。所以後果也可想而知：一個聰明人透過宗教教規的方式，宣佈豬肉為「不潔之物」，禁止食用。

生活水準增加肉的需求

二十世紀中期以後，城市化和持續發展的工業化造成了農業生產的集中。肉的生產愈來愈簡單，供給隨之增加，同時工業國家居民生活水準的提高，也增加了對肉的需求，因此肉類的消費量增長很快。只有發展中國家肉類的消費量仍然偏低。

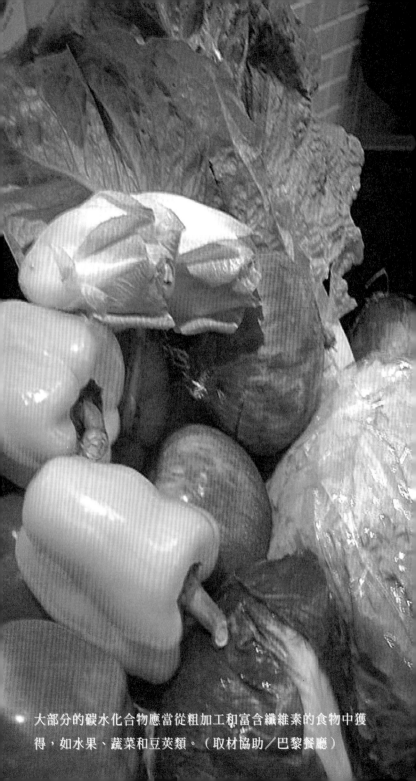

大部分的碳水化合物應當從粗加工和富含纖維素的食物中獲得，如水果、蔬菜和豆莢類。（取材協助／巴黎餐廳）

近幾十年來的歐洲就是典型的例子：隨著幾個以前的窮國，如西班牙、葡萄牙、希臘和愛爾蘭加入歐盟，這些國家的國民生產總額和肉類消費量同時出現了巨幅的成長。根據一九九九年的統計，西班牙以每年每人平均消費一百二十九公斤的肉，在歐洲雄踞榜首，再來是法國的每年每人一百一十公斤，丹麥和愛爾蘭為一百〇七公斤，葡萄牙一百〇五公斤。在奧地利，只有九十八公斤，而德國則以九十四公斤居在中下的名次。

章末小結

· 吃肉可以得到重要的養分。

· 吃肉和食用其他肉製品能簡單得到重要養分。

· 世界上大部分素食者不是自願放棄吃肉的。

· 文化中會有食肉禁忌的，多為經濟和生態環境所迫。

· 肉食消費量的高低與生活水準成正比。

吃得起的人也吃得愈多。

第二部

偏見

與

事實

第四章
因為吃肉才得到文明病嗎？

肉應當對那些健康問題負責？或者換個問法：它對那些可以不用負責？首先是心臟和血液循環方面的疾病，然後是癌症。就算痛風和風濕症等等，也不一定沒有它的責任。不過也許應該問個問題：這些「專家」們怎麼知道得這麼清楚？支持這種觀點的科學證據又在哪裡？誰又能證明少吃肉可以預防這些疾病？

動物性油脂與植物性油脂相似

據說動物性油脂不健康，而植物性油脂則是健康的。這種說法雖然像海報一樣引人注目，從生物學的角度來說，卻沒什麼意義，因為動物性油脂和植物性油脂很類似，都含有飽和脂肪酸、單元和多元不飽和脂肪酸。肉含有的脂肪酸，主要是不飽和脂肪酸（見第一章）。順便提一句，椰子油和棕櫚油是飽和脂肪酸含量之最。

動物和植物性油脂酸所包含的三種飽和脂肪酸（月桂、肉豆蔻和棕櫚酸甘油酯），會提高膽固醇的含量，明確地說，同樣都會提高低密度脂蛋白（LDL）和高密度脂蛋白（HDL）這兩種膽固醇的含量。因此，食用飽和脂肪酸，實際上並沒有真正改變「壞膽固醇」和「好膽固醇」之間的比例。到目前為止，在全球範圍內進行的二十一項長期觀察研究中，其中十八項研究都沒有找到證據，能證明飽和脂肪酸會增加心肌梗塞的危險。前面提到的，有關

膽固醇的探討可以作為一種解釋。這個令人釋懷的認識，也得到了臨床研究的證明：以降低膽固醇為目的的特定飲食，也就是說降低飽和脂肪酸的攝取量，或部分以不飽和脂肪酸取代，都不能降低心肌梗塞的危險，也不能延長壽命。這與普遍認知的看法完全不同。

肉能降低膽固醇含量

一百克瘦肉中僅含有二至三克脂肪，而且主要是不飽和脂肪酸。因此在控制代謝的相關研究中，有證據顯示，提高瘦肉的消耗，居然還可以降低些許的膽固醇。這倒也沒什麼好奇怪的。

從肉食中攝取的膽固醇（每百克中約六十毫克），對大部分的人來說，並沒有測量出有任何影響。這種對生命極其重要的物質，是由身體中的一個反饋機制控制的，而這個機制又是由基因所決定。食物中膽固醇的含量愈少，身體製造的就愈多，反之亦然。同時，食物中所含的膽固醇，也只有約一半可以被腸道吸收。如果沒有證據證實飽和脂肪酸會提高心肌梗塞的發生率，而肉的脂肪基本上又是不飽和的，加上食用瘦肉能降低膽固醇，那麼多吃肉會增加心肌梗塞發生率的這種說法，又有多少可信度呢？

肉類與心肌梗塞

吃肉與心肌梗塞之間的關係，長期觀察的研究為數並不多。而多數的研究結果都無法證明它們之間有任何關係。

在比較歐洲國家的資料時，有個統計定律值得一提：肉

的消費量愈高，心肌梗塞發病率就愈低。反之，肉的消費量愈低，心肌梗塞發病率就愈高。

由於缺乏直接的證據，反對食用肉類的人們更樂於引用有關素食者的研究。但是那些接受研究、生活優裕的素食者和普通人之間的區別，遠超過吃肉與否，詳細的說明請見第九章。

肉類與腦血管栓塞

肉類與腦血管栓塞的關連研究目前並不多。肉食的反對者顯然無需透過科學研究，就知道吃肉不好。

在日本有些具體的證據：一項大型的長期研究指出，蛋白質消費量最高的實驗者，腦血管栓塞的死亡率反而最低，而他們對蛋白質的攝取，主要是透過肉類和奶製品。

有些長期研究的結果甚至指出，飽和脂肪酸可以減低腦血管栓塞的發生率。而至今仍沒有證據說明，不飽和脂肪酸也具有這種「保護作用」。

肉類與癌症

對於肉的消費和癌症風險的關連，也沒有多少研究。只有對直腸癌做過比較深入的調查。在美國所做的三項長期觀察研究發現，多吃「紅肉」確實增加了罹患直腸癌的風險。當下引起了幾位「營養學專家」的注意，有鑑於直腸癌的危險，而四處對吃肉者發出警訊。

但是如果仔細追蹤過專業文獻的話，就會發現除了上述這個研究專案外，還有十三項長期觀察研究發現，直腸癌

和吃肉之間並沒有明顯的關聯，特別是在歐洲所做的研究尤其如此。令人不解的是，雖然這些科學研究結果屬於主流，那些「專家們」和一些專業團體對此卻視而不見。也許這類讓人放心的消息不合他們的胃口？

有可能是肉類本身並沒有問題，而是來自某些特定加工的方法而產生的有害附屬物。比如用大火煎、烤肉和魚時所產生的某些化學合成物，就有致癌的可能性。可是如果用溫和的烹調方法，如燉、煮、蒸和文火煎烤，便不會產生這些合成物，即使有，其量也不足為慮（見第十一章）。

喜食肉者與蔬菜消費

常常可以看到喜歡吃肉的人大啖肉食，而不屑一顧地把青菜和沙拉推到一旁。這可能是錯誤的。瓜果和蔬菜在腸胃系統中可以產生某種防癌的作用是可信的，換句話說水果和蔬菜吃得太少會增加腸癌的罹患率。喜歡吃肉的人如果在厚厚的肉排旁邊不加上些綠色的東西，確實很冒險，但不是因為肉，而是因為放棄了其他重要的食物。「水果和蔬菜吃得多的人，也用不著害怕吃肉。」這是在倫敦的歐洲癌症預防協會主席希爾（Michael Hill）教授的結論。他的結論是根據了許多事實，所以可以放心聽從。

肉類與痛風和風濕症

痛風是因普林代謝有障礙所致，普林是構成人類、動物和植物組織的基礎物質之一，也是細胞核非常重要的組成成分。如果體內普林的含量超過所需，健康的組織便會將

其轉化為尿酸，大部分透過腎臟、小部分透過腸道排出體外。以數量來看，尿酸是身體中最重要的抗氧化劑。它可以抵禦細胞不遭受到有害的氧化攻擊，因此尿酸本身並不是什麼有害物質。只有當尿酸過多，出現高尿酸血症時，才會引起問題。

當尿酸指數過高時會生成尿酸結晶，滯留在器官，特別是在關節中引起痛感和發炎，觸發痛風症狀。多數情況下，痛風的早期症狀會出現在腳趾和手指關節。痛風是調節失常：過多的普林被轉化為尿酸，而排出體外的尿酸過少。

痛風的起因有很多。首先是和體內的基因有關，後來又發現，體重超重的男性，尿酸指數過高的比率明顯地高於其他人群。這就讓人聯想到，痛風與飲食過量、活動過少和飲酒過量有關，因為這三者都會使調節失常。還有一個值得注意的：患有痛風的病人，多半在糖和脂肪的代謝方面有問題，同時血壓也高。很可能所有失常的根本原因，也可以說是未知症候群的病因，就是胰島素抗性（見十四章、十六章）。

痛風的患者可以透過調整飲食，來減輕他們的痛苦。首先要減輕體重，可是誰願意永無休止地節食呢？其次是減少從食物中攝取的普林量，也就是讓病人盡可能不吃高普林食物，如內臟、魚吻仔魚、虱目魚、鯧魚、鰻魚、白帶魚、酵母菌和龍蝦。同時還應限制下列食物的攝取量：肉、肉製品、肉湯、調味汁、豆芽、蘆筍、菠菜和黃豆。但是有限度地食用肉和肉製品（每天一百到一百五十克的肉或香腸），在現代的痛風治療中是允許的。肉中的普林還可以經過烹調使其釋放出來，棄置不用。這樣處理過的

肉食是沒飲食問題的，而對肉湯則要謹慎。而藥物治療也是理所當然應該遵守的。

風濕病是屬於免疫系統的疾病，因為免疫系統的防衛體系發生錯誤，而對自身健康的組織發起攻擊，發病原因目前尚未得知。健康人吃肉並不會導致風濕。患有風濕病的人，在某些情況下可以透過減少或停止對肉類的食用，舒緩炎症的反應，減輕痛苦。新的研究趨勢認為，由基因決定的Omega-6和Omega-3脂肪酸的不平衡，是引起這種體內紊亂的原因。所以建議增加Omega-3脂肪酸的攝取是值得推薦的，也就是說多吃些魚、野味、魚肝油和油菜籽油。

章末小結

- ·吃瘦肉可降低血脂肪。
- ·吃肉與心臟病、循環系統疾病、癌症、痛風 和風濕病的罹患率並沒關連。
- ·喜歡吃肉的人應該要多吃水果和蔬菜。

第五章
動物性蛋白質過多？

德國女性平均每天攝取近七十克的蛋白質，德國男性約每天九十克。美國人喜歡吃得豐盛一點，每天平均吃掉一百克蛋白質，而大多數工業國家的水準則相似。我們每天所需的熱量有13％～17％是透過蛋白質得到的。在比較富裕的國家，動物性蛋白質的攝取量比植物性蛋白質要高一些。有些營養學家長期以來堅持認為；目前的蛋白質的攝取會帶來「健康上的隱憂」。按照他們的估計，動物性蛋白質帶來的危險尤其應當注意。好幾年來，德國一個著名的專業團體就提出一個口號：少吃動物性蛋白質。

吃太多蛋白質到底會怎麼樣呢？需要討論的有四點。第一，過多的蛋白質會引起毒素反應。第二，過多的蛋白質會傷腎。第三，過多的蛋白質會導致骨質疏鬆症。第四，過量的蛋白質與過多的動物性飽和脂肪及膽固醇相結合，容易引起心臟和循環系統的疾病。

多少蛋白質會有毒？

蛋白質由氨基酸構成。從生物學的角度來看，蛋白質是活性很強的物質，它含有多種物質。其中的氮素，如果不能合成尿素從腎和尿道中排出，對身體是有害的。肝臟必須為這個過程製造和提供特殊的酶。理論上一個體重為八十公斤的普通男子，每天能夠正常處理掉的蛋白質數量大

約為二百五十克。但是從沒有證據指出，健康的人會因為蛋白質而出現中毒的現象。所以上述計算只對病人或有這方面疾病的人有用。

多少蛋白質會傷腎？

至今沒有證據指出，健康的腎臟會因為過量的蛋白質而受損。食物中的蛋白質含量如果較高，腎臟會進一步生長，這顯然是以提高處理能力的方式來武裝自己。腎臟的工作能力確實可以透過這種方式提高10%左右。

但是對於腎臟不好的人來說，大量的攝取蛋白質會使情況迅速惡化，加重腎臟的負擔，並且更加重腎功能的惡化。不過這個效果並不十分明顯。

因此，腎功能稍有異常的病人，不建議限制蛋白質的攝取。只有當腎功能異常達到一定程度時，減少蛋白質的攝取才是有效的。對這些病人來說，目前每日蛋白質的攝取量每公斤體重不應超過0.8克。這個標準和一般健康人是一樣的。

蛋白質會使骨中的鈣減少嗎？

骨質疏鬆症是全民性的疾病，應當特別加以關注。它與蛋白質可能有關係。在不少實驗中都可以觀察到，純蛋白質的大量攝取減少了骨質中的鈣質，因為許多富含蛋白質的食物會產生酸。身體中酸和鹼的比例要適當，偏向酸或偏向鹼都對健康有害，甚至威脅到生命。

基於上述原因，我們的身體機能會產生許多反應，以便

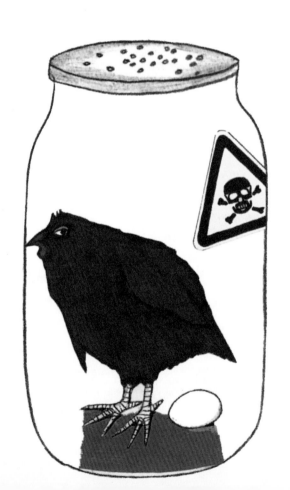

快速而有效地平衡過多的酸或鹼。除了將酸透過呼氣及尿液排出體外之外，身體自己會分泌一種酸性化合物，作為緩衝之用。但是這種鹼性化合物需要鈣。身體裏儲藏鈣的地方便是骨骼。時間長了，這個機制就會出問題。所以，在吃高蛋白的食物時，應同時攝取足夠的制鹼物，水果和蔬菜中就含有大量的此類物質。如果大量吃肉，每次都應該伴以大量的蔬菜、沙拉或水果。在這個前提之下，新的研究指出，增加蛋白質的攝取甚至可以改善骨質。而且這種用大量攝取鈣質伴隨大量攝取蛋白質的方法，可以彌補所有損失的鈣。同時，鈣質的多寡還和許多其他因素相關：比如磷酸鹽、鎂、和維他命D的攝取量，穀物及其所含有礙礦物質吸收的植酸鹽（phytate）的攝取量，當然還有運動。運動量愈多，就愈容易刺激身體生成骨質。

動物性蛋白質增加心肌梗塞的發生率？

低密度脂蛋白膽固醇和三酸甘油酯指數過高、高密度脂蛋白膽固醇過低和高血壓是心肌梗塞和腦血管栓塞的三個頭號病因。

一般情況下，12%～15%的熱量來自蛋白質。如果透過食用瘦肉、低脂魚肉和家禽的肉及低脂奶製品，把這個比例增加到22%～27%，同時相對地減少碳水化合物，也就是說在脂肪的攝取量保持不變的情況下，所有的血脂質指數都會改善！低密度脂蛋白膽固醇和三酸甘油酯指數會降低，高密度脂蛋白膽固醇會相對的提高，低密度脂蛋白膽固醇和高密度脂蛋白膽固醇之間的比例，也會得到改善，有效地降低心肌梗塞的罹患率。不論對誰，男人、女人、

年輕人、還是老年人，血脂高的人還是完全健康的人。

　　比起所謂「健康」的大豆蛋白質，牛肉所含的瘦肉蛋白一點都不遜色。一百五十克牛肉的蛋白質含量相當於二百九十克的豆腐。實驗表明，在降低低密度脂蛋白膽固醇和三酸甘油酯指數的成效上，每天食用大量的豆腐比吃牛肉要好得多。但是食用豆腐會使好的高密度脂蛋白膽固醇的指數也降下來，而牛肉卻會使高密度脂蛋白膽固醇的指數增高。從優化高、低密度脂蛋白膽固醇比例的角度來看，牛肉實際上要比豆腐更有效。全球所做的長期觀察研究，直到現在也沒有找到任何跡象顯示，增加蛋白質攝取量會提高心肌梗塞和腦血管栓塞的風險。這個研究結果與前面代謝研究的結果完全相符。最新的、也是評估最確切的長期觀察研究，是美國哈佛大學醫療護理學刊的研究。他們甚至得出結論，無論是動物性、還是植物性蛋白，提高它的攝取量會明顯地降低心肌梗塞的罹患率！如果熱量的24％來自蛋白質，而不是僅僅15％，那麼心肌梗塞的發病率會降低26％！特別是動物性油脂可以降低心肌梗塞的死亡率，而牛肉則以20％領先。

　　長期觀察研究還表示，提高蛋白質的攝取還可以降低血壓。人們不禁會問，眾口相傳的所謂吃過多蛋白質的謠言從何而來。很明顯，事實正好相反。

章末小結

・家畜和家禽的肉可以提供非常高級的蛋白質。

這表示它可以提供數量和比例適宜的必需氨基酸。

・多攝取蛋白質，包括動物性蛋白質，

同時減少攝取碳水化合物，

可以加速脂肪代謝。

・大量攝取蛋白質

可以降低心臟和循環系統疾病的罹患率。

第六章
吃肉會變胖？

超重會增加心臟病、循環系統疾病和癌症的罹患率。幾十年來，大部分工業國家的肉類消費量都在增加。同時，胖子增加的速度也令人震驚。結果不難得出：「工業國家體重超重問題的規模和嚴重程度歸因於肉的高消費量。」類似的說法隨處可見。這個理論簡直太完美了——又簡單，又有說服力。

可是，歐洲最苗條的是那些人呢？在歐盟國家中，應數丹麥人、瑞典人和法國人。可是法國人和丹麥人，分別以每年每人平均消費一百一十七和一百〇七公斤，高踞肉類消費量的榜首。而瑞典人是不是因為他們只有七十二公斤的消費量而比較苗條則很難說。德國人以九十四公斤的消費量居於中間的位置，他們的體重也屬中等。在歐洲，俄國人、捷克人和波蘭人是最胖的，可是要像歐盟人那樣吃那麼多的肉，卻是他們夢寐以求的事。

有人會問，難道素食者不比吃肉的人苗條嗎？一點也沒錯。但是素食者的生活方式與胖子不同的，決不只有這一點（見第九章）。

肉有多肥？

大家一直說肉是脂肪和熱量的巨型炸彈。是對的？還是錯的？這其實很簡單，因為脂肪含量多寡用肉眼就能辨別出來。肉有顏色記號：紅和白，我們可以從此處直接估計

脂肪的含量。肉裏幾乎沒有隱藏的脂肪，即使有，也只是在肌肉細胞中留有蛛絲馬跡。瘦肉的部分，比如去掉所有肥肉的肉排，或者幾乎不含肥肉的里脊，每一百克僅含約二克的脂肪。純肌肉部分每一百克產生約一百一十克卡路里，屬於熱量最少的食物之一。我們可以做個比較：每一百克白麵包可以產生二百三十二卡路里，黑麥麵包二百〇一卡路里，麥片三百六十六卡路里，運動員吃的那種將果肉、胡桃和麥芽糖漿混合做成的榛果棒，甚至可以達到四百四十卡路里。

蛋白質果腹

純瘦肉的蛋白質含量很高。在所有營養物質中，蛋白質能最快地讓人有飽足感，而且維持的時間最長。蛋白質產生的熱量中，有將近30%用於它自身的「物質代謝」，所以節食時，如果吃高蛋白的食物，足以維持人體的基礎代謝率。也正因為如此，含蛋白質較高的食物對減肥有利，而且它可以非常有效地防止體重的增加。

有人一生喜食肥膩，卻仍可保持苗條的身材，但也有人總是刻意地挑肥撿瘦，卻難免大腹便便。如果吸收的熱量多於人體需要，那麼碳水化合物也能讓人變胖！

脂肪與體重

事實上，大部分長時間的科學觀察研究均無法證明，脂肪與體重有明顯的關聯。有關控制性的節食研究，也無法證明攝取低脂肪的食物能夠減重，即使有些效果，也是微

乎其微。

國際間的比較性觀察，也無法說吃肉與整個民族的發胖有關。在歐洲，比起胖到連走路都吃力的俄國人、波蘭人和捷克人，丹麥人和法國人吃的肉要來得多很多。可是丹麥人和法國人卻是最苗條的。

即使脂肪和體重有任何關連，也是微不足道的。這些令人生厭的減肥工業！一直充分利用「脂肪生脂！」這個口號來推銷所謂的低脂食物。但是吃這種食物並不能使胖子減重，這一點雖然有明確的證據，卻似乎很少被人提及。

再討論一下那兩個主嫌犯：肉和香腸。有意思的是，根據德國官方的統計數字，這兩樣食物僅占全部脂肪攝取來源的20%。

生活品質導致肥胖

人們成群結隊地離開鄉村，遷入城市，這是全球普遍的趨勢。這趨勢的背景主要是靠勞力謀生的人們離開鄉間，去城市裏尋找以資本和知識謀生的服務性工作。體力勞動型的職位不斷地在減少，而且不斷地被高科技所替代。我們所需要的熱量正在減少，因為大部分耗費體力的工作，被機械、電梯、機器人和電腦取代了。住處與工作地點的交通距離無法以步行到達，連腳踏車也不一定能夠勝任。人類因此發明出愈來愈豪華的代步工具。這種趨勢在居家方面也表現得很明顯，而且休閒時的大部分活動也只限於消極性的。

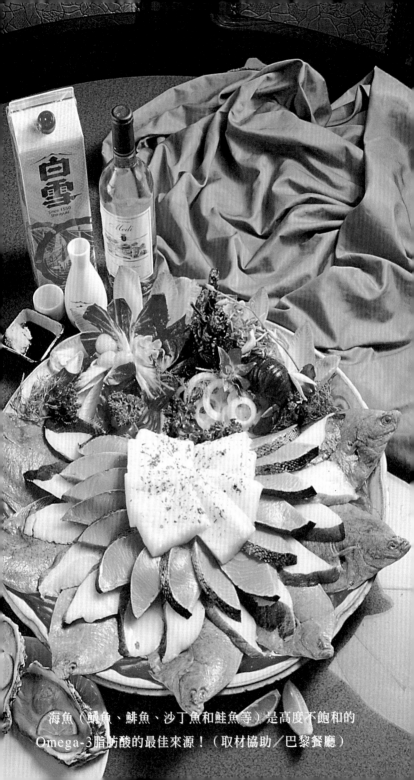

海魚（鯛魚、鯡魚、沙丁魚和鮭魚等）是高度不飽和的Omega-3脂肪酸的最佳來源！（取材協助／巴黎餐廳）

電視導致肥胖

看電視是造成休閒時間裏缺乏運動的最重要因素。看電視的時間與體重有直接的關聯，特別是兒童。除了基因的特性以外，長時間地看電視是這些孩子超重最直接的原因。每天至少看五個小時電視的孩子中，體重超重的比不看電視或很少看電視的孩子們高五倍。如果甲組的孩子每天至少看五小時的電視，而乙組的孩子基本上不看電視，那麼甲組從瘦變胖的可能性要比乙組高八倍。

壓力導致肥胖

隨著人類壽命的增加，飲食不再是因為饑餓，而是受外在因素的影響，如教育、宗教習慣、主觀意識、偏見和社會群體的要求等。今日比較孤立的生活方式，更加強了心理和社會對飲食習慣的影響。工作上的壓力、家庭中的緊張、恐懼、擔心、害怕、關切、孤獨和失去愛撫等種種的理由，會造成人們在並不饑餓的情況下進食。非饑餓狀態下的被動進食，產生了一種「急救包」的作用，可以帶來滿足感和舒適感，還可以產生鎮靜的效果。吃東西成了對付負面感覺的武器。學術界公認，現代工作環境帶給人類社會的心理壓力，是導致體重超重的重要因素。這一點對於女性來說更加明顯。

富裕導致肥胖

當一個民族的富裕程度提高時，動物性食物的消費量也同時增加。當經濟條件不允許時，肉類的生產量和消耗量

也會降低。道理很簡單：要想從動物製品中得到能量，必須先餵給它們相當於七份能量的飼料。這個比例也存在於動物性的食物蛋白的生產過程中。生產肉和其他動物性食物，比生產植物性食物要昂貴得多。在生產肉和其他動物性食物的過程中，人們不得不作出相當昂貴的投資。如果我已經快餓死了，那麼胡蘿蔔或馬鈴薯肯定是要先留給自己吃的……

過去五十年中，大部分工業國家的富裕程度均有所增加。在實現了這個長久以來的夢想時，人類的飲食習慣也發生了全球性的變化。整個趨勢增加了食物的多樣性，食物結構中水果、蔬菜、肉、魚、乳製品和雞蛋的比例也增加了。這些東西既好吃、又容易得到，而且還愈來愈便宜。享受這些食物導致了熱量的增加，可是熱量的消耗卻因為活動的減少而降低了。

章末小結

‧肉類的消耗量是一個社會富裕程度的指標。

‧隨著生活品質的提高，

工作與休閒時所消耗的體能愈來愈少，

而高熱量、美味食物的供應卻愈來愈多。

‧讓人變胖的並不是肉，而是富裕的社會。

第七章
白肉比紅肉好嗎？

在各種營養諮詢專家的意見中，像家禽的肉和兔肉這類的白肉，在健康方面的形象要比紅肉好得多。有些人把魚肉也算作白肉，而在本書中，這兩種肉將被嚴格地區分開來。但是為什麼吃白肉比吃紅肉更健康？似乎沒有人能說出個所以然。

養分密度的比較

食物中的養分密度，也就是養分和熱量的比例，是判別食物品質的一個重要指標。在缺乏運動的時代，高養分密度，即高養分、低熱量，是人們努力獲取的目標。如果把一份瘦火雞肉或普通的瘦雞肉，和一份瘦豬肉或瘦牛肉做個比較，看一看它們的養分密度的話，結論便會很清楚。和肉有關的礦物質與養分包括鐵、鋅和各類B種維他命，紅肉的養分密度比起白肉要高很多！

脂肪含量的比較

禽類的白肉（不帶肥肉）平均每一百克含有約一克的脂肪。其脂肪含量比瘦豬肉和瘦小牛肉要少一些。後者約為二至三克。而前者也因此吃上去顯得較乾澀，口感味道沒有那麼好。而且脂肪較少表示高度不飽和的必須脂肪酸的含量也低。

肉中飽和脂肪酸的含量到底有多高，取決於動物的新陳代謝及動物的飼料。反芻動物的單元和多元的高度不飽和脂肪酸，比起其他動物要少得多。這主要和牠們胃中的細菌有關。這種細菌會把一部分不飽和脂肪酸轉成飽和脂肪酸。但是如果採取「符合生態學」的飼養法，將牛在草原上放養，牛肉脂肪中所含的不飽和脂肪酸含量，會比集中圈養的要高。特別是重要的Omega-3脂肪酸。市場上常見的「白肉」的不飽和脂肪酸含量比「紅肉」要高一些，是和飼養方法有關。

膽固醇的作用和罹病風險的比較

人們經常建議膽固醇指數高的人應該吃「白肉」，最好不要吃「紅肉」。這種做法對膽固醇指數究竟有何作用呢？一系列實驗控制的代謝研究指出：沒什麼作用。不管是什麼肉，雞肉、牛肉、小牛肉或是豬肉，當提高這類富含蛋白質的食物攝取量，而相對減少碳水化合物的攝取量時，它們的作用是一樣的：可以降低低密度脂蛋白膽固醇的指數，和提升高密度脂蛋白膽固醇的指數。

在幾項有關流行病的研究中，將「紅肉」及「白肉」對心臟和循環系統疾病以及癌症的作用進行了調查。有些結論認為「白肉」似乎比較安全，而「紅肉」的危險性似乎較高。有些則認為，沒有哪一種肉是更安全或更不安全，兩者沒有任何區別。研究結果非常的不一致，所以很難說哪個比較有理。

除此之外，特別是在美國做的研究表示，那些專挑「白肉」吃而儘量避免「紅肉」的人，多半是屬於對健康特別

在意的人群。這一群人在生活方式方面和其他人的不同，絕不僅只於是否對厚厚的、肉汁豐富的肉排情有獨鍾這一項。

章末小結

‧「紅肉」比「白肉」的養分密度高。

‧「白肉」比「紅肉」的脂肪含量低一點。

‧「白肉」脂肪中，不飽和脂肪酸較多，
飽和脂肪酸較少。

‧紅肉和白肉的升膽固醇指數差不多。

‧沒有證據顯示白肉比紅肉更健康。

第八章
豬是「不好」的嗎？

許多德語系國家的居民，都深信豬肉是最不健康的。一位叫做雷克威格（Reckeweg）的醫生為這個偉大的傳說做出了不可磨滅的貢獻。他認為吃豬肉會軟化人體器官，使之油肥、滑膩、沾附「渣滓」。而且豬肉還含有它特有的、被稱為「蘇道辛」（Sutoxine）的毒素。這種毒素會令人體的免疫系統衰弱，引起風濕、過敏、腎臟病、痛風、心肌梗塞、癌症及種種其他可怕的疾病。

不僅如此，吃豬肉還會直接影響我們的體型：比如吃又粗又圓的香腸，會使我們的上半身看上去像圓桶一樣，吃火腿會讓我們的臀部肥大。不知道壓得細細扁扁的生香腸和方形的肉凍會造成何種後果？也許是豆芽菜般的身材和方方正正的腦袋吧？

這位好心腸的雷克威格醫生還特地為運動員們著想的，提出建議。比如說，足球運動員在比賽前的那個上午，決不能吃火腿或其他用豬肉做的食物，否則他們的罪孽會在運動場上得到報應，讓他們的本領大打折扣，要想贏球就更不可能了。

可怕的是，有關豬肉的這些論調，在德語系國家不時地會冒出來，無須經過批判便廣為流傳，甚至部分有經驗的醫生也應聲附和。我經常聽到醫生對病人提到，豬肉是最不能碰的東西。

渣滓之論

以前有些學者對雷克威格的理論仔細地研究過，但即使用最先進的電子顯微鏡和感應度最高的分析方法，也無法找到他口口聲聲所描述的「蘇道辛」和「渣滓」，當然也找不到什麼黏膩的病症。

在德國還有幾個專門挑豬來作文章的詩人，在一般民眾中散佈他們的嘲諷。有些容易輕信他人的消費者還真的被他們唬住了，為了豬肉而擔驚受怕。但我要提醒的是，整件事和猶太人及回教徒處於歷史文化背景的豬肉禁忌是毫不相干的（見第三章）。

奇怪的是，這些豬肉的奇談異論，只在德語系國家中廣泛流傳。在其他豬肉消費量更高的國家，卻聽不到這類「問題」的有關議論。丹麥人和西班牙人在歐洲歷史上是最喜歡吃豬肉的民族。隨便找一個鬥牛士，問他會不會擔心因為愛吃名聞遐邇的塞拉諾火腿而擔心臀部肥大！或者去問問那些喜歡美食的中國人，他們吃的炒肉有沒有讓他們身體不適。

豬肉低脂

無論這些由來已久的偏見，如何聲稱豬肉最肥、最不健康，近幾十年來肉中脂肪含量大大的降低卻是事實。純豬肉的脂肪含量降到了大約只占2%，甚至成了脂肪含量和熱量最低的食物之一。而且這脂肪的大部分（60%）是不飽和脂肪酸。

‧吃豬肉並不會特別對健康產生威脅。

‧豬肉的成分和其他肉類成分很相近。

‧豬的瘦肉脂肪含量和熱量很低。

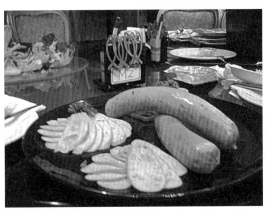

根據德國官方的統計數字,肉和香腸這兩樣食物僅占全部脂肪攝取來源的20%。(取材協助/巴黎餐廳)

第九章
吃素更健康嗎？

從前，素食者被看作是不入流的人，被視為無可救藥、腦子有問題，經常遭人嘲笑。在常人眼中，他們是沒有生活樂趣的苦行僧。男的性無能，女的性冷感，兩者都沒有幽默感，這就是大家對他們的評價。整天穿著單薄的麻衣，腳下拖著老舊的涼鞋，面無血色，弱不禁風是他們的形象。但這已是過往雲煙。曾經難得一見的素食者，如今已成群結隊。現在再見到他們時，感覺也是今非昔比，從以前的不屑變成了自慚。令我們感到慚愧的是，為什麼自己不能像他們那樣願意並且徹底的放棄吃肉呢？

素食主義者雖然仍佔少數，卻非常的有自信，勇於大聲疾呼，知道如何利用媒體。時代的氣息無情地拂到肉食者的臉上，令這個仍然是多數的群體無言以對。如果你敢在全桌都為了「注重健康」而爭著點素菜時，卻向侍者要一份烤豬腳，那你一定不難察覺到，以前素食者在遭人白眼時是什麼感覺了……。

健康的生活方式

以前有個流傳甚廣的笑話，說素食者並不是真的能活得比別人長久，他們只不過是看上去比別人老而已。這種幸災樂禍的戲言，如今已沒有任何意義了。科學研究證明，素食者中患有高血壓、高血脂或高血糖的人比普通人要少。而且他們的死亡率也確實低於旁人，也就是說，他們

比普通人活得久一點。

素食者真的比普通人活得更健康嗎？如果將他們和現在那些肥胖的、懶於運動的、既抽煙又喝酒的普通人相比，那麼答案是肯定的。

但是，不吃肉絕對不是素食者有別於常人的唯一優點。他們整體的生活方式便與眾不同。總體來說，西方社會中的素食者，比普通人更有健康意識，教育程度和社會背景層次也較高，不吸煙，僅喝極少量的酒，沒有超重的問題，在工作、運動和遊戲時，活動頻繁。他們不僅比別人更健康，而且為了戰勝緊張、放鬆精神，他們還經常做瑜伽、體操或練功。除此之外，他們吃的水果、蔬菜、全麥製品、纖維素，和堅果都比常人多。這種生活和飲食習慣，無疑地能使人更加健康。

沒有健康上的優勢

由於素食者和普通人在生活和飲食方式的差別太大，想從吃肉對健康的影響，對雙方做出比較和研究，實際上是得不出什麼確切的結論。如果真想找出有用的結論，就必須在素食者和同樣注重健康的肉食者之間作個比較。

在德國、英國和美國，研究人員做了五項長期的觀察研究。但是研究的結果不盡人意，因為想找到像素食者那樣注重健康的肉食者，並不容易。所以在研究過程中，參加試驗的人，不吸煙者、運動員和瘦子在素食者中所占的比例，還是超過了吃肉的人。

即使如此，研究團體還是沒有找到證據，證明素食者和注重健康的肉食者之間，在總死亡率、腦血管栓塞死亡率

及癌症死亡率上有何區別！僅僅在心肌梗塞這一項上，素食者便比肉食者低24%。為什麼會這樣呢？

導致心肌梗塞的最主要危險來源是吸煙、缺少運動和肥胖。在參加實驗的素食者中，不吸煙的和喜歡運動的瘦子占了很大的比例。不用說，素食者吃的水果、蔬菜、全麥製品和堅果也比一般人多。這些因素在評估實驗結果時，卻沒有被考慮進去。這其中的每一個單項因素，都足以降低心肌梗塞的發生率，更不用說結合在一起的作用了。

如果把參加實驗的素食分成兩組，一組是五年來不再吃肉的，另一組是很久以來就已經不吃肉的，再進行比較，其結果很令人驚訝：第一組和吃肉的人相比，心肌梗塞的死亡率和整體死亡率反而更高一些！

順便提一下，參加實驗的素食者中，有七百五十人是純素食者，他們不吃任何動物製品，包括牛奶與雞蛋，和動物性脂肪及動物性膽固醇完全沒有接觸。但他們的死亡率和吃肉的同胞們相同。

實驗的主持者自己得出了這樣的一個結論：「素食這一種飲食方式，與非素食在許多方面均有差別。素食飲食本身在不同的素食團體中也有很大的差別。基於這個原因，很難確定飲食中，究竟是哪一方面對心臟產生了保護作用。」

吃素的危險

吃素這種飲食方式本身，對身體健康也有許多不良影響。比起吃肉的同胞，素食者，特別是純素食者的血小板都比較高。造成這種情況的原因，是他們的食物中缺少高

度不飽和的Omega-3脂肪酸。這種脂肪酸僅存在動物製品中，特別是魚和野味。

在素食者的血液中，有一種叫做「半胱胺酸」（Homocystine）的氨基酸含量較高，它對血管造成嚴重的傷害。因為蛋白質的代謝紊亂，造成這種紊亂的主要原因是維他命B12的攝取量過低，甚至沒有所致。

遭到營養不良傷害最深的，是素食者的後代。和什麼都吃的母親生下的孩子相比，他們的體重和身高都較矮，頭顱也比較小。這種紊亂如果繼續發展下去，會使他們長大之後，在肥胖、高血壓及糖和脂肪代謝方面等疾病的罹患率增高。這些疾病最後會導致未知症候群，增加病人死於糖尿病和心肌梗塞的危險。

除此之外，素食者生下的早產兒，經常會出現腦部發育方面的缺陷，視力也常受損。最近的一項調查表明，在埃及、肯亞和墨西哥等國家的農村地區所出生的孩子，經常出現身體發育不良的問題。探究其原因，並不在於他們對蛋白質攝取量的偏低，而是在於對鐵、鋅、鈣和維他命B12的攝取量過低。而這些物質的最佳來源是肉類食物和奶製品。

嚴格的素食者，特別是純素食者，很少或根本不吃動物性的食物。他們大多缺乏維他命B12。體內缺少維他命B12的素食者母親所生下的新生兒，體內缺少維他命B12的可能性也相對增高。缺少維他命B12的兒童神經發展不健全，會導致他們在智力和體力方面的發育落後於普通兒童。如果對六歲以下的孩子採取素食的養育方式，那麼他們在青少年發育時期，智力落後於其他孩子的可能性會升高。

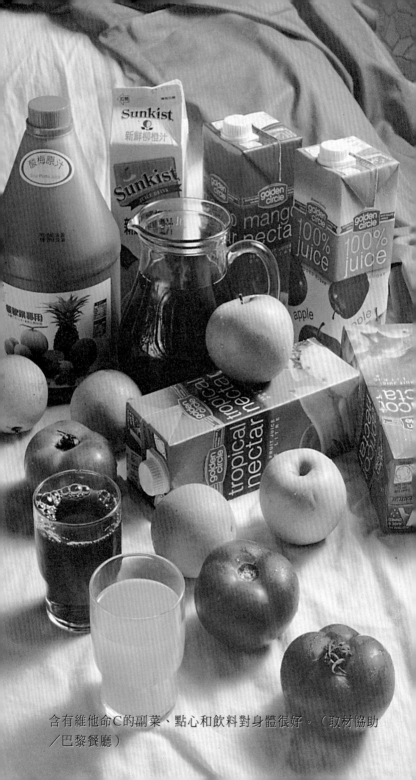

含有維他命C的副菜、點心和飲料對身體很好。（取材協助／巴黎餐廳）

章末小結

・素食者的生活方式對健康有益。

・不吃肉對健康並沒有好處。

・吃素對健康並不是那麼地有益，但這個至今尚未得到應有的重視。

第十章
吃肉不環保？

很多支持環保的人提倡放棄吃肉。他們這樣做的原因，一方面是出於健康的考量，特別是考量到生產製造過程中濫用某些對健康有害的物質。但主要的原因是因為他們認為生產肉類食物很浪費。為了從動物製品中獲得一個單位的能量，必須向動物提供七個單位的飼料。

特別是有關「剝削」發展中國家的問題，更引起情緒上莫大的爭議。他們認為，已開發國家沒有援助發展中國家自行種植所需的糧食，而是在那裏大量種植飼料，然後將其輸送到已開發國家。所以他們說，降低工業國家的肉食製品消費量，對減少饑荒大有助益。

錯誤的資料

歐盟和其他大部分工業國家的肉類產品，完全依靠所謂「第三世界國家」的飼料才得以維持的這種說法，並不屬實。事實上，從第三世界國家進口的飼料，只占飼料進口總量很小的一部分。大豆和玉米製品主要是從農產品富裕的美國、巴西和阿根廷購入的，薯類澱粉則主要來自泰國。

天真的意識型態

有關生態問題方面的論據雖然看似紮實，實際上卻和許多專家團體的估計背道而馳。

斯德哥爾摩國際經濟學院的看法如下：「減少富裕國家

的食物消費量，最多只能在短期內解決饑荒所產生的負影響，長遠看來，這種影響基本上是不存在的。因為如果工業國家降低對飼料的需求，世界市場上飼料的價格也將隨之降低，而穀物的供給也將因此減少，所以可供全球支配的食物總量，比起以前並不會有明顯的增加。」

維也納的應用系統研究學院的調查結果則是：如果已開發國家將肉類食品的消費量減少一半，發展中國家的熱量供應可以在短期內得到1.4%的改善。長期則為0.4%。世界上挨餓的人，將因此分別減少7%（短期）和1.2%（長期）的熱量供應。

沒有肉會使更多的人挨餓

美國華盛頓特區的國際食物政策研究協會，和在斯里蘭卡哥倫布市的國際水資源管理研究協會，在進行了全面複雜性比較研究後認為：不吃肉無法改善全世界饑荒地區的營養狀況。

不久前，華盛頓特區著名的全球觀察學會和德國的世界人口基金會，對「少吃肉」的問題做出了以下的評論：「觀察歷史可以看出，肉類食物生產量的增加，主要是建立在飼養草食動物，如牛和羊的基礎上。草原地區的氣候比較乾燥，其土地不適於用作農田，但其面積很大，約有可用作農田土地面積的兩倍。飼養牛羊，不僅可以向人類提供肉食和乳品，而且還可為生活在非洲、中東、中亞、中國西部和印度部分地區的數百萬人，提供生計。讓這些草原僅作放牧牛羊之用，是為全球的食物生產做出貢獻的唯一途徑。對於世界上的大部分人口來說，這些牛和羊所

提供的肉及乳品，是非常重要的食物來源。」

符合實際的措施

目前解決發展中國家饑荒問題最有希望的策略是：首先要控制人口，然後是提供他們經濟、農業研究、基礎設施建設等方面急需的投資資金。特別是要竭盡全力的創造就業機會，緩和貧窮和社會不公所造成的壓力。已開發國家必須協助發展中國家掌握必要的知識和技術，以便讓他們在未來可以依靠自己的力量，供應所有重要的食物，這其中也包括肉類食物在內。

章末小結

· 不吃肉並不能對發展中國家的饑荒有助益。

· 用社會和經濟手段可以更有效地戰勝饑荒。

第三部
肉的問題
與
消費者的保護措施

第十一章
加工產生有害的物質

把肉放在火上加熱，是最古老的烹調方法之一。而燒烤則令許多人樂此不疲，特別是在風和日麗的夏日黃昏。但另一方面，又常聽到有關烤肉的警告，說吃燒烤的食物對健康有害。對肉和肉類製品的某些烹調方法，的確會產生一些有礙健康的有害物質。但是如果採用幾個簡單的方法，便可以避免燒烤帶來的健康威脅。

燒烤與高溫加熱

烤和煎這兩種烹調方法，使兩組物質成為討論的主題：一種是所謂的多環芳香碳氫化合物，其中最出名的是苯並芘（Benzopyrene）。另一種是雜環芳香胺。在動物實驗中，長期超高劑量地吸入這兩種物質的任何一種，均會導致癌症。在相同的條件下，這兩種物質對人體的作用很可能是類似的。不過，在我們日常食用的食物中，它們的含量非常低，對健康造成威脅的可能性極為有限。至少到目前為止，沒有證據指出從食物中獲取的多環芳香碳氫化合物和雜環芳香胺與人類所患的癌症有直接的關係。更危險的是來自長期大量地食用煎烤成暗色的肉類食品。在某些國家，如美國和澳洲，這種食物極受歡迎。

苯並芘和其他多環芳香碳氫化合物會出現在冒煙的地方，也就是在燃燒過程不完全時，比如通風不好的爐灶裏、工廠的煙囪和冒著黑煙的燒烤架上。這個化學反應典

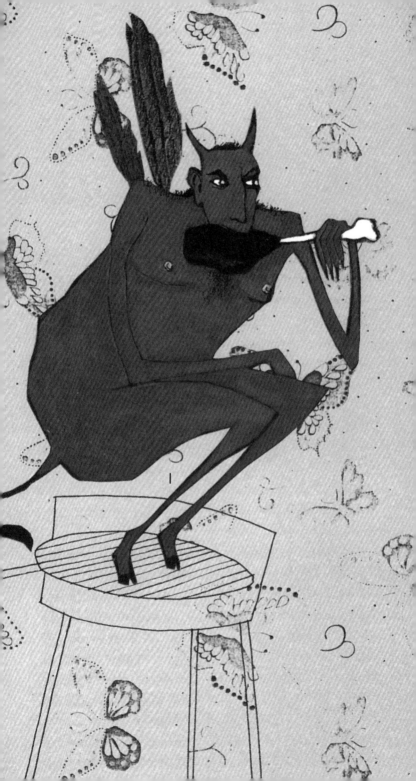

型的範例就是當脂肪從烤架上滴到火焰中的同時。

肉在進行高熱加溫時會產生雜環芳香胺，也就是說肉被長時間煎炸時，會產生這種物質。當肉類的顏色因為加工變得愈來愈深的同時，這種不受歡迎的物質含量也隨之增加。如果用同樣的方法加工禽類和魚，這種有害物質的含量是相同的，甚至更高。暗色的，甚至燒焦的部分，應當在食用前去除，沒有變色或燒焦的部分則不必擔心，可以吃掉，因為這種物質不會侵入深層。用這種方法加工肉類食物時，鍋裏的肉汁和鍋底也同樣含有這種物質。

烹調時如果溫度不超過攝氏150℃，比如煮、蒸、微波加熱、燉等等，這種物質就不會產生，所以無需顧慮。

幾個新的研究專案得出的結論是，如果將肉、禽和魚裹上澱粉再烹製，會降低產生上述有害物質的危險率。顯然，某些調味料，如芥末和十字花科的調味料，也有助於防止這類物質的產生。但是究竟在什麼樣的烹調條件下和用多少這類的佐料才能產生這樣的作用，到現在還沒有一個結論。所以最好的保護方法便是「施展廚藝」。

如何保護自己

・不要在冒著煙的火焰上燒烤。

・不要把肉燒焦或燻黑。

・做調味汁時，不要使用高溫加熱過的肉汁。

・盡量使用低溫加熱。

・先進的、透過側邊加熱的烤架比傳統的要好。

・用傳統的烤架時，在烤製的食品下面鋪上一層鋁箔。

亞硝胺

在製作醃肉食物和香腸類食物時，一般都會使用亞硝酸鹽。約有90%的製品是這樣加工的，目的之一是為了迎合消費者的口味，增加肉類的紅色，減少它的灰色，另一個目的，也是和健康有關的目的，在保護食物不受細菌侵入，以免產生毒素或變質。這是必要的消毒手段，而且消費者對醃製食物的味道也習以為常了，在購買的時候已有心理準備。不屬於這類食物的是那些不帶紅色的香腸，它們在生產過程中沒有添加亞硝酸鹽。

亞硝酸鹽與硝酸鹽發生化學反應會生成亞硝胺。這個化學反應可以在肉類食物中、在烹製的飯菜中發生，也可以在人體中發生。這個化學反應過程中所需的亞硝酸鹽，並不一定來自醃製的肉類和香腸類食物，它也可以來自其他食物，而這個過程中所需的硝酸鹽也可以來自多種食物。亞硝胺的生成量主要是和亞硝酸鹽及硝酸鹽的濃度有關。某些食物，如乳酪和有些蔬菜中，兩種物質的含量均很高，會導致亞硝胺的產生。在麥芽咖啡、啤酒、威士忌和香料中也含有這兩種成分。

高溫會加速亞硝胺的生成。所以用高溫加熱醃製肉類時，比如說燒烤香腸，會使亞硝胺的含量明顯的提高。

最慘的是一邊燒烤一邊吸煙的人，一支香煙在其煙霧中所生成的亞硝胺，相當於一千克醃肉中亞硝胺含量的四倍！

亞硝胺被認為是致癌物質。不過，它對於正常狀態下的人體是否有此作用，尚不得而知。如果長期與其接觸，危險性肯定會提高。如果量較大，那麼危險性也自然會隨之增加。普遍認為透過一般食物的亞硝胺攝取量相當的低，

因此它帶來危險的可能性，基本上可以被排除。

有關亞硝胺的疑慮，不僅是在選擇食物時會有所影響。人體自身也能自然的合成亞硝胺，特別是在罹患傳染病期間，人體的免疫系統變弱，而且維他命C同時也相對不足時。

維他命C可以抑制亞硝胺的形成。這個特性也被利用在肉類製品的生產過程中。透過添加維他命C，來減少製品中亞硝胺的含量。吃醃製的食物也可以在胃裏達到同樣的效果：吃醃製的食物時加上一種富含維他命C的菜肴，或一杯可以產生同樣作用的飲料。

如何保護自己

‧不要燒烤醃製的肉食和香腸。

‧含有維他命C的副菜、點心和飲料對身體很好。

第十二章
環境的殘留物

食物中可能會有來自環境的殘留物，這些物質也並非人們有意添加的。有些殘留物會對身體有害。人們應避免這些有害物質，其中包括重金屬類，如鉛、鎘和汞，也包括有機的氯化物，如PCB和DDT等。這兩種氯化物曾被長期用於防治害蟲的農藥中。除此之外還有輻射。這些有害物質會積存於植物中，透過飼料進入動物體內。因此，以前這些有害物質會在動物性的製品，如肉、奶和蛋中被檢驗出來。不過，情況近來已發生了很大的變化。

輻射物

俄國車諾比核電廠事件所造成的輻射危害，目前已經完全消除了。唯一例外的是某些受害特別嚴重地區的野生動物。

含氯的殺蟲劑

含有機氯化物的農作物殺蟲劑，在許多年前就被禁止使用了。如果在食物中仍能檢測出來這類物質，那一定是從土壤中進入植物的，因為這類物質有較長的持久性，而且它又有較強的脂溶性，所以會積存在動物的脂肪組織中。但是現在，有機氯化物在動物性油脂中的含量極低，只有

用最敏感的檢驗方法才能檢測出來。

重金屬

近幾十年來嚴格的環保措施，使危害動物的重金屬污染也得到了有效的控制。由於禁止使用含鉛的汽油，動物的肉和內臟的含鉛量在這幾年降到了以前含量的1/10以下。含鎘的肉也幾乎沒有了，因為飼料中所含的這種金屬，僅有極少量能夠轉移到肉裡。以前人們為了保護農作物，用汞作為殺蟲劑，現在已經不用了。因此，重金屬的含量已經微乎其微，而且只有在極其精細的化驗過程中才能找到。

身體中肝、腎這類有著過濾、儲藏和代謝功能的器官，有害物質的含量會高一些。現在在這些器官的重金屬含量也大幅度降低了。而且即使是以前的含量，也遠遠未達值得憂慮的程度。年幼的動物在牠們的生長期限內吸收不了多少的有害物質。而植物並沒有這種篩檢程式機制，因此成熟的果肉或蔬菜中這些環境殘留物的含量，一般要比肉排或者火腿要多！

藥物

以下三種情況在這裡需要做嚴格的區分：一、為治療動物疾病而使用的藥物，二、以刺激生長為目的，而在飼料中定期添加的抗生素，三、違法使用的荷爾蒙（見第十三章）。

為了保護消費者的健康，立法機關對獸醫所使用的藥品

有法律規定。按規定，預防性的的治療性藥物，只能在獸醫的監督和指導下使用。使用藥物後，必須遵守禁售期的規定，在一定的時間範圍內，不得屠宰並出售接受治療的牲畜，也不得出售牠的奶和蛋。禁售期的長短，是根據藥物在牲畜體內消化吸收，並排出體外所需要的時間來決定的。如果按照規定合法地使用藥品，是不會在牲畜的肉中留下有害人類健康的殘留物。但是因為沒有人能排除違規使用藥物的可能性，所以偶爾還是可以從肉中檢驗出藥物的殘留物。歐盟為此規定了肉類中含有藥物殘留物的最高限量，超過者將受到制裁。這些規定適用於整個歐盟組織。

因為發現了一些違法行為，所以上述的規定有些已經修改得更為嚴格，有的則正在修改中。未來準備在畜牧業中規定，只允許在牲畜患病的情況下使用藥物。而抗生素則只有在出現明顯症狀的情況下才准使用，並且要有獸醫的處方。

有關藥物殘留物的問題，目前的法律和規定，應當已經可以?消費者提供足夠的保障。不過以往的經驗證明，在肉類食品業中也有違法的情況，有的甚至達到了集團犯罪的程度。

抗生素

最近一段時間，畜牧業將抗生素當作生長激素的作法，發生了愈來愈多的問題。倒不是說這種作法會直接影響人體健康，而是在於它的間接影響。人們懷疑使用抗生素會導致動物體內的微生物產生抗藥性。其後果可能是當人生

病時，抗生素將會變得無效。當使用抗生素無效時，就意味著有生命的危險。

　　不少國家考慮到這點，已經禁止出售一些畜牧業長期使用的抗生素。目前歐盟仍允許使用的抗生素類藥物只剩下四種。不過在歐盟全面禁止抗生素當作生長激素，也只是時間的早晚。屆時，抗生素將只能用在疾病治療，並且必須有獸醫的處方才准使用。

章末小結

- 肉類中的殘留物問題沒有人們想的那麼嚴重。

　它的量極為有限。

　而且大部分的有害物質已經被內臟

　（特別是肝和腎）濾出了。

- 食物，特別是肉類中的重金屬含量，目前已遠遠低於官方規定。重金屬含量今後仍將繼續降低。

- 食物中的有機氯化物含量，也遠低於官方規定。

　有機氯化物的含量在今後也將進一步下降。

- 畜牧業中合法使用的藥物，

　不會產生對有害人體健康的殘留物。

- 歐盟將全面禁止將抗生素作為生長激素使用。

第十三章
天然和被禁的激素

生物無論大小都需要激素（荷爾蒙）。激素的各種特定作用對身體的功能各有舉足輕重的影響，比如生長激素、性激素、壓力激素等等。所以各種生物都會在自己體內不停地製造足夠的激素以應所需。當我們人類吃其他的生物時，自然也會攝取它們的激素。比如吃下一湯匙沙拉油的人，用不著因為吃進了兩萬微毫克（μg）的雌性荷爾蒙而吃驚。吃掉一個雞蛋或者兩百克煎牛肉，也理所當然地會分別攝取一千七百五十微毫克和2.4微毫克的天然雌性荷爾蒙。

對激素的恐懼

許多歐洲的消費者把激素看作是可能危害健康的危險源。歐盟國家早已禁止將激素和含有激素的物質用於輔助飼料。這樣做並非因為激素確實對身體有害，而是到至今尚不能完全排除這種可能性。同時歐盟也主張，給歐洲消費者的產品是不能使用混有激素的飼料飼養出來的。這項主張自然有其正確性。

世界上有許多國家允許將多種激素用於餵牛用的飼料中。比如在美國，允許使用的激素類物質包括三種天然激素：睪甾酮（Testosterone）、雌二醇（Oestradiol）和孕甾酮（Progesterone），還有兩種人工合成的激素類化合物，玉米赤黴醇（Trenbolon）及去甲雄三烯醇酮

（Zeranol）。

美國政府的衛生機構對此則表示，至今並沒有學術界的
證據表明，食用這類物質會給消費者的健康帶來危險。

天然激素

美國普遍使用對未成年牲畜增加激素的作法，會使畜肉
中激素的含量增高。如果「正確地」使用，則未成年牲畜
所具有的激素含量，和未經激素處理的成年牲畜是相同
的。也就是說，吃一頭成牛的肉所獲得的天然激素量，和
吃一頭用激素處理的未成年動物的肉是相似的（見75頁）。

日常食物中所含的天然激素和激素類物質，有超過90
％會在消化過程和代謝過程中被處理掉。我們從肉類食物
攝取的天然激素量，最多等於一個小孩體內每天自行生產
的激素量的1％甚至千分之一。對於成年人來說，這個比
例當然更低。所以不用擔心它會給人類的健康帶來負面的
影響。歐盟禁止在動物飼料中添加天然激素的措施，應該
解釋為農業政策，而不是健康措施。

人工合成的激素

美國生產的肉類裏曾經檢測出數量較高的殘留物，有可
能會產生一些問題，因為科學上還沒有充分的證據顯示，
這對於消費者的健康完全無害，所以歐洲的科學家們和所
屬的官方機構要求禁止使用人工合成的、具有激素作用的
化合物作為輔助飼料。這種政策是完全合理的。

章末小結

・許多天然的食物中含有天然激素。

・食物中的天然激素和激素類物質,
大部分會在消化過程被處理掉,所以不足為慮。

・人工合成的激素有可能對健康有害。

・歐盟早已禁止使用天然的和人工合成的激素。

第十四章
狂牛症和其他健康上的威脅

這幾年來，沙門菌屬食物中毒和豬瘟的相關報導成了熱門話題，最為轟動的，當然要算狂牛症。消費者希望受到保護，讓自己的健康不受威脅，不被病症傳染，這是可以理解的。但是只有經過醫學界專業性、符合事實和不摻雜感情因素的解說，才能讓消費者區分理智的和非理智的恐懼。但是媒體市場所需要的恰恰相反，它們四處散播恐怖的情景，利用消費者的恐懼心理賺錢。

狂牛症

狂牛症即BSE，是Bovine（牛）Spongiform（海綿狀）Encephalopathy（腦病）的簡稱，是一系列非感染性神經組織退化疾病的總稱。狂牛症指的是一種中央神經系統疾病，見於成年的牛隻。這種病發展緩慢、無藥可醫，而且具有傳染性。這種傳染性的海綿狀腦病，很久以前就在動物和人的身上發現了。比如羊所患的搔羊症（Scrapie）和人所患的庫賈氏症（Creutzfeldt-Jacob disease）。

這種疾病的病原至今還未明確地鑑定出來。大部分的專家認為，一種被稱為朊蛋白（PrionProteine）的蛋白質有著重要的作用。它在自身產生變異的同時，還會誘導鄰近的健康蛋白質發生變異。朊蛋白到底是如何運作的，到目前為止還完全是個謎。討論中的可能性，包括沒有預兆

的突變、病毒和獸醫用藥的副作用（有機磷，
Organophosphate）。

截至二〇〇一年二月中旬，英國共發現十八萬二千例狂牛症，在愛爾蘭有六百例，葡萄牙四百七十五例，瑞士三百六十七例，法國二百四十七例，德國二十九例。奧地利到目前為止，還沒有遭到狂牛症的侵襲。

為什麼狂牛症會突然像瘟疫一樣爆發？其原因還沒有找到。有人認為是因為使用染病動物的肉骨粉和所謂含有遭到污染的動物性油脂的牛乳交換器（Milchaustauscher）。但是也有許多人對此持反對的觀點。可以確認的是，羊搔癢病不會傳染給牛。長期以來盛傳著一種說法，認為由於將混有羊搔癢病病原的肉骨粉餵牛，而造成了牛隻的感染。這種說法看來是錯誤的。

其他的原因也有可能。狂牛症有可能無預兆地突發，在病牛的部分器官被加工成肉骨粉，而加工的方法又不合規定時，病症可能會由此途徑傳播開來。包括使用病牛腦部加工出來的獸醫用藥和免疫制劑，也有可能是傳播途徑之一。

另一個說法針對的是亞胺硫磷（Phosmet），一種有機磷，是製造殺蟲劑的原料，用來對付皮蠅。這種化學成分可以令無害的朊蛋白發生類似於狂牛症的變異。這個假說是英國一位種植健康作物的農民，馬克‧伯帝（Mark Purdy）提出的。他發現，雖然他也餵過肉骨粉給他的牛，卻沒有罹患狂牛症。其間差別在於，他從未使用過亞胺硫磷。

有關肉骨粉的假說有一些無法解釋的矛盾。狂牛症，發生於八十年代的英國，一九九二年年達到高峰。從那時候

開始，狂牛症的發病率開始明顯地下降。這種現象可以說是和自一九八八年開始禁用肉骨粉的政策相吻合。但是八十年代中，英國向中東國家、馬爾他和南非輸出了數千噸的肉骨粉。但這些國家卻從未出現關於狂牛症的報告。

在英國，三十個月大的牛被處理掉的已超過四百萬頭。自從一九八八年禁用肉骨粉以來，有超過三萬起的狂牛症病例被發現。二○○○年仍然有一千二百起。官方機構的解釋是，這說明母牛可以傳給小牛，同時不排除混合飼料中被少量的肉骨粉污染的可能性。

為了抵抗狂牛症而禁用肉骨粉政策究竟是否合理，合理到什麼程度，現在還沒人能夠做出判斷，因為對這個問題的研究才剛剛開始。

庫賈氏症

庫賈氏症的發現由來已久，它的英文簡稱是CJK，患病的主要是老年人。這種病和狂牛症原本沒有任何關係，只是新近發現了它的一個變種，稱作vCJK（v指變種），和狂牛症的狀況顯然是相同的，而且很可能也來自同一個未知病原。vCJK這種新變種在一九九五年首先在英國發現，到二○○一年二月總共發現了九十二起，在法國發現了三起。罹患這種病症的主要是比較年輕的人。只有一個例外，所有患vCJK的病人體內都含有同一種朊蛋白的基因變異。具有這種基因的人，有可能較容易受到傳染。至今為止，在所有其他發現狂牛症的國家，如德國、瑞士等等，都沒有發現任何一例vCJK。

vCJK的發病是否與吃肉有關，誰都不清楚。不過根據

最新的研究結果，至少無法完全排除這種可能性。所謂「危險物質」，就是病畜體內被高度感染的組織。腦、脊髓和眼睛屬於最為危險的一類，其次是脊髓液、腸、腦皮質、淋巴結、幾種腺體和腎上腺皮質。

傳染度較低的是骨髓、肝、肺和胰腺。在試驗中不帶傳染性的是結締組織、血液、皮膚、心臟、不含骨髓的骨頭、奶、腎、甲狀腺、附著在骨頭上的肉和皮脂腺。到現在為止，用病牛的這些組織不會傳染給健康的牲畜，甚至將這些組織直接注射到大腦去，也不會引起感染。

狂牛症要想傳染開來，首先要越過幾個門檻。在試驗中，同類動物的感染比較容易。透過物種這一關後，傳染力便明顯下降。第二關在於，被感染的朊蛋白如何才能進入組織。直接進入腦組織是最佳的感染途徑，透過血液傳染就沒那麼有效了。如果病原體是透過食物被攝取體內的話，則需要更多的朊蛋白量，才會被感染。而且潛伏期也會延長。

病畜的純肌肉中至今還從未發現過狂牛症的病原體。這也和上面所提到的情況相符，而且再強調一次，直接將病畜的肌肉組織注射到健康牲畜的大腦也不會引起感染。這些試驗結果說明，吃瘦肉不會引起感染，連吃病畜的肌肉都不會引起感染，更不用說才被傳染的牲畜或者是健康的牲畜了。

消費者不理智的反應

在英國和法國對庫賈氏病患者的飲食習慣所做的研究，到現在也沒有得出特別的結果。這些人並沒有偏食。庫賈

氏病的患者中，甚至有一生沒有沾過葷腥的嚴格素食者。這說明，如果狂牛症真的可以傳染給人的話，那麼肉類肯定不是唯一的傳染途徑。

在德語國家中，尚未發現庫賈氏病的病例。可是民眾的憂慮和驚慌失措的反應，就像是爆發了流行性的傳染病一樣。然而，我們仔細想一下，在我們的國家，每年死於沙門氏菌中毒的有幾百人，可是卻沒有人驚慌。將死去的帕金森氏症和老年癡呆症患者的大腦注射給實驗動物，也會使牠們罹患海綿狀的腦病，可是似乎也沒有人感到不安。

如果狂牛症真的能透過食物傳染給人類，那麼我們確實面臨著一個巨大的問題，而且是個讓我們全軍覆沒的問題。因為直到一九九三年，英國對歐洲其他國家均有大量的牛肉出口，其中大部分隨著時間進入了人類的食物鏈。如果裡面有被傳染的牲畜（這顯然是難以避免的），那麼那時候吃了加工過的「危險部位」的人，就有被傳染的危險。這優先與香腸和其他肉類的加工製品有關。如果真是這樣的話，現在不吃牛肉並不能消除九〇年代時已經出現的危險。這就好像是駕車超速，被警察發現之後，再小心翼翼地慢慢駕駛，那又有什麼用呢？

可以忽略的危險

被感染的動物中的狂牛症病原，會直到發病的最後期間才開始大量增長，這大約發生在第三十一個月。一般情況下，病牛在被感染後的第三十二到第三十四個月，狂牛症所具有的典型症狀，才開始可以用肉眼觀察感覺到，並透過組織檢查來確定診斷。在英國，對牛群實行嚴密觀察已

經有好多年了，有關當局也制定了嚴格的預防措施。在屠宰場和肉類食品工廠裏工作的人員及獸醫，一直處於高度警覺的狀態。其他歐洲國家在不久前也開始施行這項措施。受狂牛症感染而且病發的牲畜跌跌撞撞走向屠宰場的情景，已不會再出現了。

不僅如此，在幾年前先由瑞士開始，對所有三十個月以上的屠宰動物進行狂牛症檢驗。這一項措施自二〇〇〇年以來，也在所有歐盟國家中施行。年輕的動物中極少發現狂牛症。在英國出現的十八萬狂牛症例中，只有五十例是三十個月以下的牛，占全部的0.3％。因此，對年輕的牲畜進行狂牛症檢驗沒有什麼意義，即使牠們受了感染，體內的病原體也極少量。用目前最先進的檢測方法，在高危險的組織和器官中都無法檢測出病原體，更不用說在肌肉組織中了。即使如此，為了增加心理上的安全感，自二〇〇一年一月一日起，二十四個月以上的牲畜均須接受檢驗。當然可以預見，檢驗為陽性的機率會因此大為降低。

自二〇〇〇年十月一日起，德國也和其他國家一樣，實行移除和銷毀所有危險組織和部位的措施。這個措施實行的較晚，令人失望。歐盟國家裏的牛，大部分在生長到二十二到二十六個月時屠宰。因為這些牲畜尚未成年，所以牠們的肉即使受了感染，其中的病原體量也極低，原則上不足以形成威脅。較老的是乳牛，牠們的肉一般不會用來生?新鮮的肉，而是用於香腸的製造。如果有什麼確實的威脅的話，來源實際上也僅限於這些牛。但這麼老的牛，如果受了感染的話一定會被檢測出來的，即使有極少的「漏網之牛」，但牠所造成的威脅，也因為近來在屠宰場實行的措施而大大的降低了。

屠宰時的危險和保護措施

吃牛排罹患狂牛症的風險，大致可用下面的原則來估算。這種估算方法是高度簡化後的方法，而且也沒有特別的科學證明。

小牛屬於最易受感染的。一億的病原體可被視為具有傳染能力的數量。一頭已經跌跌撞撞、完全發病的牛，其0.1克的腦中，可以含有這麼多的病原體。根據科學的估算（因為實際上是檢查不出來的），在這種病入膏肓的牛的肌肉中，每一克肌肉中含有的病原體有可能是十個以下。要想達到具有傳染能力的量，就必須要吃下十噸被狂牛症病原感染的牛里脊。如果只吃瘦肉的話，算算恐怕得需要幾十萬年的時間才會病發。

蘇黎世大學的阿庫奇（Adriano Aguzzi）教授，是一位著名的狂牛症研究先驅。他對吃肉會導致狂牛症是這樣解釋的：「現在的牛肉比以前要安全得多。因為擔心狂牛症會傳染給人而出現的過度緊張，我實在無法理解。」

屠宰時，用於檢測狂牛症的材料被取樣。然後，所有危險的組織和部位都被去掉並且銷毀。當天屠宰的牲畜必須等到檢驗結果均為陰性才被允許進入下一道程序。在整條屠宰線的清潔和消毒程序開始前，如果個別牲畜的快速檢驗結果未呈明顯的陰性，則必須被完整地銷毀。如果不能排除牠和其他被屠宰的牲畜有接觸的可能性，那麼當天屠宰線的牲畜，都必須盡數銷毀，來排除任何交叉感染的可能性。

另外歐盟還計劃在近期普遍推行電擊麻醉法，取代對牛顱射入鐵鑽的致死法。同時還將引進不切開脊柱的新分解法，避免由於脊髓和腦髓的分解所造成的感染的可能性。

章末小結

· 根據既有資料，

狂牛症主要會影響病畜的神經組織，

也會波及到其他用腦和其他神經組織加工的肉類製品。

· 二〇〇〇年底之前製造出來的肉類製品，

仍然存有這種危險。

但是肉品工業已經自願將製品回收。

· 如果人類會因為吃了含有狂牛症病原的組織

而受到感染，

那麼九〇年代的初期到中期

應該是最危險的感染期。

· 至今沒有證據顯示吃肉會被感染。

· 以受到感染所需的病原量來計算，

吃肉其實並不會危害人體健康。

· 二〇〇〇年以後的牛肉比較安全。

· 自從全面禁止食用腦部和其他危險組織，

香腸和其他肉食也可放心食用了。

豬瘟

豬瘟是一種經由病毒感染的疾病。它只侵襲家豬和野豬，不會危害到其他的動物。

豬受傳染的途徑多為和其他豬的接觸，包括唾液、尿液、糞便以及鼻腔、口腔和眼睛等部位的液體。最具傳染性的動物，是那些還沒表現出病徵時又已經將病毒排出體外的動物。除了動物之間的相互傳染以外，還有一些其他的傳染途徑，比如接觸沾有病毒的物體，未經高溫消毒的

廚房垃圾，還有飼料等。病毒還可以輕易地透過飼養員的衣服和買賣牲畜人員的交通工具混入飼養場。

為了對付豬瘟，德國有許多規定，而且這些規定和動物保護法同時運作。例如發現可疑情況時，要封鎖整個飼養場，然後劃出大面積的保護區，嚴格禁止買賣牲畜，禁止使用交通工具。一旦確認豬瘟的發生，整群的動物必須銷毀，並且進行無害處理。禁止醫治病豬，因為醫療已毫無作用。只有透過了一系列的保健檢查之後，才能解除對飼養場的封鎖。

沙門氏菌

沙門氏菌感染是全球最常見的食物中毒。這種微生物抵禦能力極強，而且幾乎可以隨處生存，比如水裏、土壤中、動物身上和體內、各種物品上及所有的食物中。生肉和沒熟的肉有可能被其侵襲。加熱到攝氏七十度以上後，這種微生物便會死亡。只有符合規定的清潔措施和烹調方式，才能提供足夠的健康保證。

腸出血性大腸桿菌

大腸桿菌（Escherichia coli）也是傳播很廣的一種細菌。它本屬於人和動物大腸內的正常菌類。有一個下屬分支叫腸出血性大腸桿菌（Enterohemorragic Escherichia coli，EHEC）特別危險。這種細菌極少量就可以引起帶血的腹瀉。如不及時治療，甚至會嚴重地傷害腎臟。對於兒童和老年人來說，會威脅到生命。

除了蔬菜、沙拉、果汁和水以外，生肉及生牛奶也可以成為傳染源。在加溫至攝氏七十度以上時，這種微生物便會死亡。在這裏，防範的措施也是一樣的，即符合規定的清潔措施和烹調方式。

防護措施

· 不要讓動物接近廚房。

· 生食一定要封好後放進冰箱，

以攝氏四度以下冷藏，

或者在攝氏零下十八度以下冷凍。

· 生熟食要分開。

· 在接觸生肉、生魚和生蛋之後，

要將手、工作台和廚房用具徹底清潔。

· 生的和還沒處理過的牛奶，在飲用前要加熱。

· 在烹製肉、魚、禽類，特別是碎肉時，

一定要請以七十度以上高溫煮透，並持續幾分鐘。

· 容易被感染的人群，如兒童和老年人，

不可以吃生的肉和蛋，

也不要喝生牛奶。

第十五章
現代的消費者保護措施

幾百萬年來，人類只吃他們自己或家族裏熟悉的人獵捕和採摘來的食物。食物的安全是存活的必要前提。即使是今天，對安全的要求，仍屬人類的基本需要之一。這種本能甚至有可能根植於我們的基因之中。

現代社會中，人類與食物的距離拉遠了。牛奶是從紙盒中倒出來的，肉類食品從塑膠薄膜封裝的盒子裏拿出來，消費者得到的貨品是商家提供的。在這種情況下，所有的安全感都是建立在信任之上，但是透過媒體宣傳，這種安全在食物已不復存在了。

但如果從事實出發的話，應當會得到另一種結論。我們只需要花些功夫，客觀地研讀一下有關物中有害物質的研究，就會發現，其中的含量是多麼的低，特別是和以前相比。而且，運用先進的檢驗科技，可以很快地查出投機取巧的欺騙行為。即使是數量極為有限的有害物質，也可以在很短的時間內被檢測出來。難道今天的檢驗科技還不如以前的有效和精確嗎？人們其實不必懷疑，我們今天得到的食物，比以往任何時候都還要安全。

但破壞法律、黑心牟利的奸商及各種犯罪行為，在任何時代都不可能杜絕。為了至少可以查禁其中的多數，我們需要做出更大的努力，同時制定更嚴格的法律。我們尤其需要更多的監察人員，歐盟也應當制定出統一的檢驗標準。

貿易力量

　　各種非法牟利的陰謀詭計是個問題。那些被狂牛症和雞瘟所害的農場主人們，本身並非罪惡之源。他們受限於自己所屬的體系，在這個體系中，牲畜只被看作是純粹的生產材料，目的是要從牠們身上賺取最大的利潤。因此，產量和交易量就成了座右銘。為了增加營業額，就要盡可能地降低價格。確實，肉的價格，特別是豬肉的價格，在不斷地下降，而飼養成本卻不停地增長。為了在市場上生存，農場主人們必須增加生產的「效率」，其中的手段包括增加牲畜的數目，購買便宜的飼料，再加上所有非法的輔助飼料。對於他們當中的某些人來說，一些違背法律規定的小手腕的吸引力實在是太大了。

　　商店裏該賣什麼食物，這些食物該賣什麼價錢，由貿易來決定。這種情況在已經加工的肉類食物中更加突出，比如加了調味料、絞成碎肉的或者裹好麵包粉的肉類食品。市場牢牢地掌握在少數幾家貿易公司的手中。公司的上層人物心裏很清楚，廉價的肉類是個最大的買賣。他們用手段壓低價格和制定對貨品的要求。肉不僅要便宜，而且要紅得誘人，脂肪含量還要低。至於如何達到這個要求是無所謂的，品質不值得一提。這些人認為只要能儘量便宜，消費者幾乎什麼都可以接受。今天，我們用來買食物的錢占收入的13％。五十年前則占了將近40％。

　　如果消費者和政治家們想扭轉這種局勢，就要勇於向這個貿易體制挑戰，運用消費者的威力。可是有多少人還具有辨別品質好壞的能力呢？有多少人還肯下廚做飯呢？只有當我們對那些廉價的劣質貨嗤之以鼻，而執著地追求瘦中帶肥、邊上裹著一層薄薄的肥肉、汁水飽滿的優質肉類

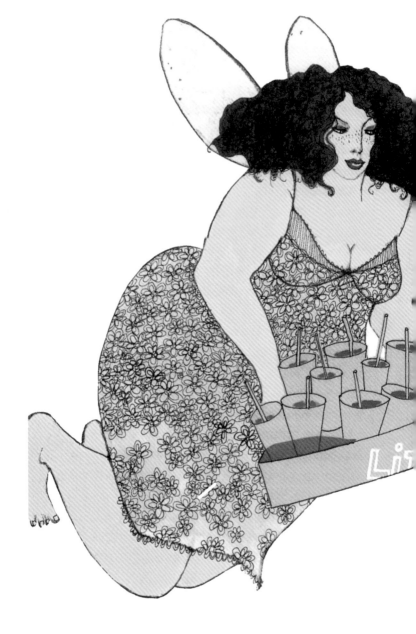

時，農場的主人們才有機會改變經營方法，放棄使用藥物
和添加物，用符合生態的方法飼養出生長雖然緩慢，但卻
具有抗病力強、體格結實的健康動物。

符合物種需求的飼養方法

　　人類之所以能夠發展到今天，是因為他能夠充分利用動
物。但是道德學家還是要經常提出這個問題：身為理智、
富含天份、具有創造力和責任感的生物，在今天這樣發達
的技術條件下，是不是還非得要為了本身的利益而殺死動
物呢？本書不是一個討論這個問題的合適場所。但是不管
人們的意見多麼不同，至少有一點應當是肯定的：動物們
也有權要求在被飼養的過程中得到應有的尊重，有權要求
人們在飼養牠們的時候，採取符合生態的飼養方法。這也

是本書作者的觀點，本書的主旨不在於勸告讀者放棄食
肉。雖然這個要求在多數國家的動物保護法中都看得到，
但是法律有時只是官樣文章，再說從嚴格的意義上來講，
不管以何種方式飼養動物，最終真正的受益者只有人類自
己。也許有人會說，真想要知道動物們是否滿意牠的飼養
方式和周圍的環境，只有對牠們進行「民意調查」，問問
牠們自己的想法，才是唯一可靠的方法。但是，如果一隻
豬不能四處刨掘，不能在泥塘裏打滾，不能曬太陽、伸懶
腰的話，少了那麼一點非有不可的東西時，牠是不可能活
得愜意的。

　　在一般民眾的意識中，對動物進行大規模單一式的集中
生產，是迫害動物的範例。但是科學的研究指出，破壞動
物保護法的行為與企業的大小完全無關。反之，不少大型

的企業，也可以用符合生態的方法飼養動物。一位有名的農學家曾經說過，「大而精」並不一定是一成不變的矛盾之說。運用現代化的生產方法，這個目標是完全可以達到的。

一個既有經濟效益又符合生態學的典範企業

在慕尼黑附近有一家海爾曼多夫（Hermannsdorf）農場。農場的主人名叫卡爾・路德維希・史懷斯富爾特（Karl Ludwig Schweisfurth）。這家農場以其符合生態學的飼養方式聞名，被視為典範企業。這家農場用豬肉來生產的煎肉排，已經成了神奇的傳說。農場的主人向大家展示，他們的飼養方法同樣可以帶來經濟效益。前提是，你必須贏得願意?優良品質而多付錢的顧客。可惜並不是所有的農場都像海爾曼多夫農場這樣。

雖然徹底放棄集中式的飼養方法已經宣傳了很久，但是基於全球人口巨大的肉食需求量，在相當長的時間內，這可能仍然僅僅是個夢想。大家應當思考一下，除了有機農場以外，還有沒有其他現代化、可以接受的解決辦法。有機農場那種帶有懷舊情調、不太明確的意識形態，不一定是唯一的出路。各種保護動物和保證符合生態需求的飼養方法的措施，應當以嚴格的法律和規定加以保障，完全靠自願顯然是過於樂觀。

新法律

為了保證市場上供應的肉類符合要求，這些年來，歐盟和各成員國都制定了很多嚴格的法律、規章和條例。比如在整個歐盟，牛肉必須有統一的標籤，目的是提高安全水準。自那以後，出售的牛肉必須註明來源，包括出生地點、飼養地點、屠宰地點和分割地點。在政策上，官員們並沒有完全在睡大覺，但是這些法律和規定雖然很好，可惜檢查控制的能力有限，一直無法正常執行。我們只能希望，有關動物的運輸問題可以儘快地得到實質性的解決。

抗生素、狂牛症和雞瘟這一系列危機，迫使人們在農業政策中尋找新的概念，藉以提高食物的安全性並加強對消費者的保護。壞事也可以變成好事！最終的目標是所謂的「透明製品」，即加強對整個生產過程的全面控制，其中包括：確保肉類製品的生?地和供應商有檔案可以查詢，保證參與生產過程的所有相關方面均被登錄在案，比如飼料供應商、運輸公司、獸醫和化驗室。這樣做的目的之一，是將來對每一個飼養場所使用的飼料、原料和獸醫用藥，都有可以查證的檔案。

另外，還將防止肉骨粉和動物性油脂，進入食物和飼料生產圈。歐盟將爭取通過飼料中禁用抗生素。激素仍然禁止使用。所有的企業，無論是有機農場，還是普通農場，都必須保證遵守這些規則，並且進行自我的檢查，而且保證配合中立的檢查機構。

新出路

　　許多製品上面雖然蓋有那些想讓我們相信的品質檢驗章，但並不一定名副其實。消費者利益的保護人員所查出的混淆視聽及名不符實的製品介紹實在太多了。同時，這些品質檢驗章的名稱和內容並不十分明確，因此消費者無法把它們當作依循的標準。

　　今日的消費者比以往都更加敏感。這種情形迫使生產業改變舊有的作法。大家希望食物從農莊到廚房的整個過程透明化。生?廠家也逐漸明白要想重新贏回消費者失去的信任，只有靠有據可查的製品來源證明。但是中立的檢驗機構怎樣才能證實生產廠家提供的製品資訊是正確無誤的呢？又如何頒給他們證書呢？

　　二○○一年初，南德的技術監督協會（TUV）提出了一個具有指標意義的模式。他們和慕尼黑理工大學在一月成立了一個中立的檢驗機構。這個藍色的八角形印章，可以對生產廠家所提供的製品資訊保證其正確性，保證有關製品性能透過了技術監督協會最嚴格的審查。而且這些審查是出於廠家的自願。技術監督協會並沒有制定自己的一套品質標準，也不想替代立法部門的職責，更沒有將監督法律的實施視?己任。它的任務只是驗證廠家是否履行了他們對顧客的承諾。

　　對於一塊來自有機農場的牛肉來說，這意味著包括從生育、飼養到運輸，從屠宰、分解到銷售，整個生產過程都有記錄可查。透過技術監督協會證章上的那八個數字，消費者可以在網際網路上查出，周日躺在他面前盤子上的這塊牛排以往的「履歷」如何。（網址是 www.vitacert.de）。他可以準確地查出有關飼料、圈欄

衛生和運輸時間的資料，還可以查出屠宰和分解時所作的有關食用化學製品的檢驗結果。最值得一提的，是所謂的「基因指紋」。每隻動物都做過基因檢驗，這每一塊「匿名」的牛肉都可以準確地找到它的「歸屬」。比起釘在耳朵上的標識，這是個很大的進步，因為釘在耳朵上的標識會在屠宰和分解時被去掉，從這一刻起，這隻動物的一切，都有了書面的紀錄。

　　除了肉類食物外，乳製品、飲料、蔬菜、水果、麵包店的烤麵包和各種調味料，也將由技術監督協會進行審查。如果廠家聲稱它的製品不含沙門氏菌，技術監督協會便會對其製品作調查，檢驗製品中是否含有危險的細菌。如果廠家宣傳自己的香料不含有害的黴菌，當然也必須保證它的製品能透過各項長期的檢驗。如果廣告裏說某家企業生?的食物中，絕對不含有任何激素和注射劑，那麼這個廣告的真實性，也可以透過技術監督協會的驗證圖示，明白地向消費者展示出來。不久之後，從國外進口的原料，甚至飼料也將接受檢驗，因為只有這樣，農場的主人才能放心地重新使用它們，而不用擔心他們的牲畜所吃的飼料中有含違禁品。

　　這條新的路能不能走，能走多遠，首先取決於生產廠家。他們是真心願意接受這種透明度嗎？但是，未來將會如何，也同樣取決於消費者自己。換句話說，就是這類商品會不會愈賣愈好，市場的經營者能否從中得到機會，決定權在業者和消費者本身。

章末小結

・大眾化與高品質（即採用符合生態學的方式飼養）之間
並不矛盾。

・消費者對市場上優質製品的要求，
能夠影響它的生產方法。

・如果希望得到優質的製品，
也應該樂於為它付出適當的代價。

第四部
符合
物種需求
的
飲食

第十六章
運動是基本的要求

直到近代，食物與身體活動之間有著不可分割的關係：為了生存，必須去狩獵和採集。不管透過哪種方式，食物總要靠自己的雙手和勞動來獲得。肌肉的力量和耐久性自然就成了日常生活中兩個最重要的因素，也因此我們祖先軀體顯得苗條、強健、和體能充沛。

自從工業革命以來，環境發生了巨大的變化。目前，大多數人過著缺乏運動的生活。坐著開會、坐飛機、坐車、坐在辦公桌前、坐在電腦前，即使是在下班後的空閒時間裏，我們最常做的事也不過是坐著看電視。

沒有適合今日生活方式的軟體

運動和食物原本在進化過程中是一個整體，卻在上個世紀中被分割開來了。我們的基因不可能在這麼短的時間內，對生活中如此巨大的轉變做出相對的調整。就好像是我們透過時光隧道被「傳輸」到了一個「美麗的新世界」。我們現在生活在電腦時代，而體內的基因卻是石器時代的。

我們的基因沒有預料到身體會如此缺乏運動。我們身體中的軟體，只會在「每日都有身體活動」這個前提下良好地運作。現實環境中的這種不協調，在我們身體的「作業系統」中造成了許多的紊亂現象，因此代謝系統方面的「當機」便無可避免。

等到我們身體中的基因取得了可靠的「升級」，可能還需要幾千年。在那之前，只有一個解決方法：運動！只有那些每天，或至少在一周的大多數日子中，固定運動的人，才能使基因中保證健康和體能的潛能充分的發揮出來。

運動可以防止代謝系統的紊亂

保持身體的最低活動量，可以幫助熱量攝取和能量消耗之間的相互配合，避免體重超重。有規律的活動還可以促進肌肉的生長，鍛鍊身體可以強化肌肉細胞和細胞膜中脂肪酸的成分。這會帶來很多正面的效果，其中最重要的是緩和可怕的胰島素抗性，提高細胞吸納葡萄糖的能力。對付未知症候群最重要的防禦和治療方法，便是有規律的運動。再說，運動有助於減低壓力激素，減少日常生活中的不愉快。

更健康、更長壽

身體的運動不僅能降低未知症候群的罹患率，同時還可以減少患病和死亡的機率，受益最大的是心臟和循環系統。即使是乳癌和腸癌的罹患率，也會因工作和閒暇時的運動而降低。無論胖子，還是瘦子，運動的重要性是一樣的。無精打采的瘦子比精力旺盛的胖子更容易心肌梗塞！

原則上，任何肌肉方面的訓練都是有好處的，哪怕是較輕的體力活動，都可以對健康產生積極的影響。理想的狀況是，每天做三十分鐘，最好是四十分鐘、五十分鐘、六

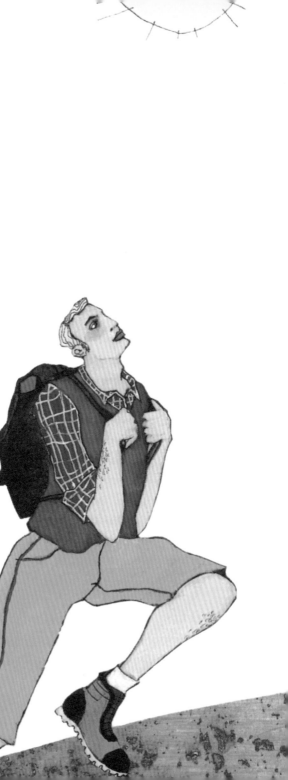

十分鐘的運動。每周只「去」（多半是開著車去）鍛鍊一次的人，無論是在健康狀態上，還是在健美效果上，都不必抱有什麼奢望。明顯的鍛鍊效果必須透過至少每兩天一次的運動才能達到。克制可怕的胰島素抗性的方法就是運動：運動到的大肌肉愈多、時間愈長、節奏愈有規律，避免這種疾病的可能性就愈大。

章末小結

· 日常的體力活動，是保證基因發揮其全部功能的前提，也是代謝系統正常運轉的基礎。

· 缺乏運動會使身體的調節器官不負重荷。

第十七章
當心碳水化合物的陷阱！

運動會消耗能量。車在高速公路上跑得愈快，用的油就愈多。人也一樣，運動的速度愈快、強度愈高、時間愈長，用掉的熱量也就愈多。

肌肉的「燃料」有兩類：一類是葡萄糖，另一類是脂肪或脂肪酸。葡萄糖獲得能量最快，也是最有效的來源，所以葡萄糖屬於「超級燃料」。

相比之下，脂肪雖然也能滿足細胞對能量的需求，其速度卻慢得多，效率也低得多，好像「柴油」一樣。所以勞力密集工作的細胞有賴於碳水化合物的充足供應。中樞神經系統和紅血球也完全依賴碳水化合物，脂肪對它們來說是無用之物。

全都變成糖

食物中所有可消化的碳水化合物，不管是馬鈴薯、麥片、麵條、巧克力，還是白砂糖，都會被消化和代謝系統分解、轉化。無論原料為何，這個最終製品也只有一個：葡萄糖。葡萄糖以一種特殊的化合物形式儲存在肌肉細胞和肝細胞中，稱為肝醣。在正常的飲食中，這種碳水化合物的儲藏量為三百至四百克。

沒有糖也可以

　　如果我們攝取的碳水化合物超過身體的需求，又會怎樣呢？目前，西式餐飲中大約45％的熱量來自碳水化合物。如果按每日平均攝取兩千兩百卡的熱量計算，那麼碳水化合物占其中的九百九十卡，相當於兩百四十克。但是營養諮詢專家通常推薦大家，將碳水化合物的比例提高至60％，相當於每天三百三十克的碳水化合物。在實際生活中，也就是相當於每天吃掉六到十一份的這類食物，如麵包、麥片、麵條、馬鈴薯和米飯。吃這麼多「複合性」的碳水化合物，真的健康嗎？

　　我們的身體是如何處理這一大堆澱粉的呢？首先，這些澱粉被消化系統轉變成葡萄糖，葡萄糖則被輸送給肌肉細胞、肝細胞、神經細胞和紅血球。這個過程需要胰島素。健康的胰腺可以向血管中輸送足夠的胰島素，使細胞的閘門為葡萄糖的進入而打開。但是我們真的需要這麼多的碳水化合物，這麼多的「超級燃料」嗎？現代社會中，身體最重要的動作是舉起遙控器和操縱滑鼠。完成這類日常活動所需要的能量，完全可以透過燃燒脂肪來滿足。我們的體內和我們所吃的食物中有的是脂肪。如果碳水化合物不停地被攝取體內，那它也必須被燃燒掉，因為我們體內對碳水化合物的儲存容量是有限的，而且無法擴充。在攝取碳水化合物的同時，對脂肪的消耗當然也受到了壓制！

　　如此高的碳水化合物攝取量在人類的發展史上是前所未有的。人類的歷史中，有99.5％的時間，是在沒有麵包、麥片、蛋糕、通心粉、玉米餅、大米和黑麥的條件下度過的。碳水化合物曾是匱乏物質，即使有，充其量也只是些富含纖維素的莓子、果實和根莖，而不是精細的碳水化合

物，而那時的生活可比現在要辛勞得多。為了適應這種生活，我們的祖先具有強健的肌肉，而他們所依靠的，卻僅僅是很少的碳水化合物！

穀物之不宜

穀類製品，特別是全麥型的製品，含有許多強效但對健康不利的植物性物質，比如植酸（Phytate）、烷基間苯二酚（Alkylresorcinole）、蛋白酶抑制劑（Protease-Inhibitor）和植物凝血素（Lectine）等。這些成分對健康甚至有害。前幾年，從麥芽、玉米芽和沙拉油中提煉出的「珍貴的」Omega-6型不飽和脂肪酸，被人像明星一樣吹捧。根據最近的研究，大量服用它所帶來的壞處多於好處。除此之外，某些特殊的疾病會因吃穀物而引發。許多穀物的成分至今被認為是「不營養的」，也就是說，對人體的正常機能不利。其原因在於，我們的基因仍然未適應現在許多消費習慣，特別是消費量，即使這樣的消費量看上去很普遍。實際上，穀物以相當的數量進入食物鏈，還是進化過程中最近發生的事。

缺席的基因程式

在現代的生活中，我們四肢不勤勞動，還整日飽食碳水化合物。我們把理當逐漸進化的、對物種發展影響深遠的生態環境整個翻了過來。不幸的是，我們體內還沒有適應這種生活條件的基因。很簡單，在人類發展史上從來沒有出現過現在這種情形，我們的身體靠什麼去開發相對的基

因程式呢？

故障的代謝系統

富含碳水化合物的食物打亂了我們的物質代謝。在瞭解了上述背景之後，誰還會對這個現象感到奇怪呢？在缺乏相對應的體力活動條件下，暴食碳水化合物，刺激了身體自身生?脂肪的機制，導致血脂質濃度的增加！與之相關的是幾種脂蛋白，有極低密度脂蛋白膽固醇（VLDL-C）和中間密度脂蛋白膽固醇（IDL-C）、三酸甘油酯（Triglyceride）和其他幾種三酸甘油含量較高的血脂質（殘餘物）。這幾種血脂質對心臟的威脅最大。這還不算，那個「惡劣的」低密度脂蛋白膽固醇（LDL-C）還會變本加厲。它會在高碳水化合物、低脂肪的條件下，轉變成更小的、密度更大的低密度脂蛋白分子。特別是在飯後，這種血脂質的含量會增加，而且一整天都無法降低，因為高碳水化合物的食物阻礙了它的消滅。另一種被稱為Lp（a）的「壞的血脂」，在吃完高碳水化合物的一餐後也會增加，而「好的血脂」高密度脂蛋白的指數卻會降下來。高三酸甘油酯、低高密度脂蛋白，對心臟和循環系統造成的隱患最令人擔心。

多種血脂的高度集結，同時會刺激血液凝固，提高了血栓形成的危險性，阻礙了血液凝塊的消除。這也是心臟和循環系統疾病形成的重要原因。

高碳水化合物的食物結構所造成的這些負面作用，甚至在體重正常的人身上也可以觀察到。而在胰島素抗性發生的情況下，這種作用更是顯而易見。胰島素抗性在缺乏運

動的胖子當中最容易發生，發生以後，狀況也更加嚴重，因為隨著血糖的增加，胰島素的分泌也會增加。其後果是血脂進一步升高，令胰島素抗性的症狀進一步加重。而胰島素抗性愈高，這個惡性循環的速度也就愈快。

這樣發展下去，長期過量分泌胰島素會令胰腺的功能下降，造成胰島素分泌過少，導致第二型糖尿病的形成。而「像糖一樣甜的血液」，對身體的報復是可怕的：它會用盡一切辦法使血管提前損毀，腎臟則會衰竭，還有失明、癱瘓、心肌梗塞、腦血管栓塞和腸癌。這是糖尿病的長期患者中常見的後果。但是現在我們知道，即使是血糖慢性地高於正常，哪怕是稍微超出正常的範圍，也會輕易地使心肌梗塞和腦血管栓塞發病的危險性，增加30%～60%。

碳水化合物與糖尿病

幾年來的長期觀察試驗發現，碳水化合物是個危險因素。容易被迅速消化的碳水化合物吃得愈多、愈頻繁，罹患糖尿病的風險就愈大（詳見第十八章）。所謂易於消化的碳水化合物，指的是加工精細的高澱粉食物，如白麵包、糕點、馬鈴薯、大米和各種甜食。新的研究顯示，即使沒有罹患糖尿病，這類食物也會增加心肌梗塞的罹患率。

章末小結

‧在缺少運動的情況下，

長期大量攝取碳水化合物，會使身體的調節系統超載。

‧缺乏運動的現象目前來說非常普遍。

所以食用大量精緻的高澱粉食物，

會危害健康。

第十八章
一日五次

誰不知道吃水果和蔬菜再健康不過了？但為什麼很健康呢？百思而不得其解的，想必不僅是孩子們——當大人們不管他們願意與否，硬把一些綠綠的東西，或稀奇古怪的水果塞給他們的時候。即使成年人也難免會想：想要維他命C的話，棒棒糖和冒泡的汽水難道不也是一樣的嗎？

維他命和礦物質

所有的水果都能提供豐富的維他命C、β-胡蘿蔔素和其他種類的胡蘿蔔素，及不同種類的維他命B。水果中所含有的礦物質以鈣、鎂和磷最為重要。

不同的蔬菜中所含的養分各有其重要性，因此最好的辦法就是「通吃」，把能買到的各種蔬菜和沙拉輪流寫進用餐的計畫中。總體上，蔬菜是出色的維他命C和B種維他命的來源。紅色和黃色的蔬菜中，含有特別多的胡蘿蔔素。利用它最好的方法是加熱後製成菜泥。蔬菜含有的礦物質中，也數鈣、鎂和磷最為重要。豆莢類蔬菜則含有較高的蛋白質。

鈣和鎂有降低血壓的作用，所以多吃蔬菜和水果可以預防高血壓，也可以預防高血壓可能帶來的嚴重後果——腦血管栓塞和中風。

可溶性纖維素

水果和蔬菜含有極為特殊的多醣類（Polysaccharide），這種多醣類不能被消化，或者只能被部分消化。它們所含的纖維素也具有這樣的特性。這種纖維質被稱為「難消化澱粉」，可以逃過小腸對它的分解而到達大腸，它對大腸中的腸菌環境有著重要的作用。

每一百克的水果和蔬菜中平均含有二到四克的纖維。從數量上看，其中最重要的是纖維素、半纖維素、果膠和木質素。它們使腸胃中的食物漿變得濃稠，產生飽足感，並延遲葡萄糖進入血液的時間（見下一小節）。結果是得以避免飯後血糖的飆升，同時降低了胰島素的需求量。低血糖指數和低胰島素指數，意味著減低了體重超重、心臟病和循環系統疾病及癌症的發生率。

蔬菜中可溶性的多醣類甚至可以直接對血糖產生控制的作用。像所謂的植物橡膠和菊糖都屬於此類。如果數量足夠的話，它們可以在飯後，甚至整天都產生降低血糖指數的作用，進而使胰島素指數降下來。

水果和蔬菜中的纖維質還有降低膽固醇的作用。因為降低的只是低密度脂蛋白膽固醇，而不是高密度脂蛋白膽固醇，所以低密度脂蛋白與高密度脂蛋白膽固醇之間的比例由此可得到改善。降低血脂質最有效的辦法，就是大量的攝取纖維質和脂肪（主要是不飽和脂肪酸，見第十九章）。

除此之外，水果和蔬菜中的成分還能啟動肝臟中的解毒酶，防止血液過度凝結。同時，這些成分還會啟動一些基因，使之產生某些激素。這些成分本身甚至可以直接殺死某些細菌和病毒。

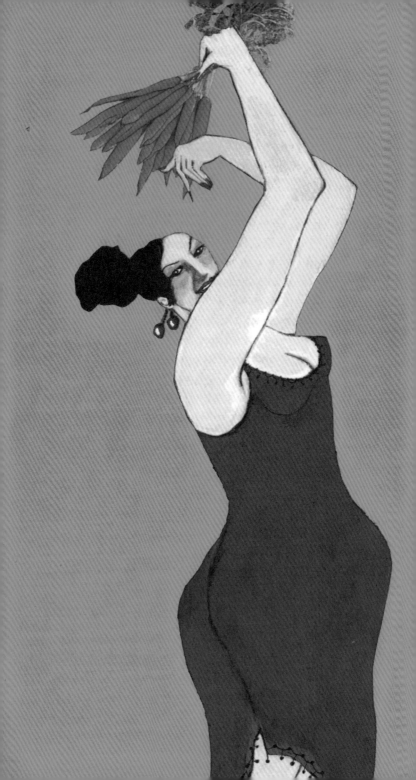

這個「功德名單」長得沒完沒了。水果和蔬菜中的有效成分還在不斷地被發現，它們對我們身體所產生的保健和預防作用，也愈來愈被生物學界所採用。

順便一提，蔬菜中含有的這類被稱為「次級植物成分」的奇異物質，比果實中的含量還要多。

醣值

平日最主要的食物對血糖的作用是已知的。這種作用可以透過所謂的醣值（也稱為血糖係數和升糖指數）顯示出來，簡稱為GI。如果某種食物的醣值高，那麼大量吃這種食物就會引起醣值的竄升。反之，食物的醣值低，而量又少時，血糖指數上升得就少。醣值高於70屬於高，在55到70之間屬於中等，55以下屬於低。從健康的角度考慮，最好的選擇是吃醣值儘量低的碳水化合物。

除了各種糖和碳水化合物的含量以外，醣值的高低還取決於碳水化合物的物理構成方式、纖維素的含量及食物中脂肪酸的含量。比如小麥麵粉製成的麵條，要比白麵包的醣值要低。一般來說，用全麥粗粉製成的，甚至還帶著麥粒的麵包，比用全麥精粉烤出的麵包醣值要低。醣值最低的麵包製法，是使用粗粉和自然發酵法製成的麵團。雖然水果的糖含量較高，其醣值卻較低，這是因為它所含有的糖大部分為果糖。果糖在代謝過程中轉變為葡萄糖的速度很慢。

蔬菜的醣值都較低，不僅僅是因為它含有的碳水化合物較少，最主要因為它所含的纖維素較多。

一日五次

　　每天吃六到八百克的水果，這是正常的推薦量。為了把它換算成和實際相關的標準，有個美國人在二十年前想出了個容易記憶的方法：開始叫「Four a day」（一日四次），後來改成「Five a day」（一日五次）。

　　這個口號是為了提醒我們，每天至少吃五次水果或蔬菜，也可以是水果加蔬菜。可以在吃飯時當作佐餐，也可以當成休息時的小吃。生吃、鮮榨、高品質的果汁或者煮過的都可以。

　　在實際生活中遵守這個規定，對於很多人來說都不容易。一是較貴，或者說是這類食物變貴了，二是在工作時不易實行。還有一個原因是，各式各樣的穀類製品到處都有賣，又方便，又便宜，於是便把水果和蔬菜的位置擠到角落去了。

章末小結

- 水果和蔬菜很有營養，
  對身體十分不可或缺。
- 水果和蔬菜對代謝系統有益。
- 每日吃這類的食物應至少五次。
- 大部分的碳水化合物
  應當從粗加工和富含纖維素的食物中獲得，
  如水果、蔬菜和豆莢類。
- 穀類製品將高級的蔬果類食物，
  如莓子、果實、根莖、蔬菜和豆莢
  擠出了食物結構。

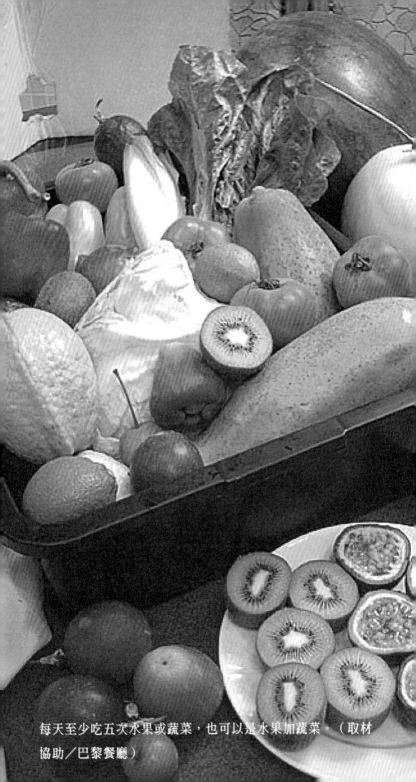

每天至少吃五次水果或蔬菜，也可以是水果加蔬菜。（取材
協助／巴黎餐廳）

第十九章
蛋白質與脂肪令人精力充沛

碳水化合物以及高澱粉、低脂肪的食物所產生的負面影響，可以透過選擇低醣值的食物稍微緩和一下，這一點我們在上一章中已陳述過了。多一點果實、莓子、根莖、蔬菜、沙拉和全麥粗製食物，少一點加工精細的東西，是我們人類採取符合物種需求的飲食方式之一。不過，如果因此而過分追求在食物結構中，增加全麥類食物和綠色的東西，同時盡可能放棄所有可見的脂肪，那麼由此得來的愉悅，恐怕也不會持續很久。

減少碳水化合物是一種正確的選擇，特別是同時注意其品質時，也就是說，選擇非精製的、多纖維素的食物。這種選擇也是符合生態學的，但是人們也必須考慮用什麼來彌補減少碳水化合物帶來的空缺。蛋白質？脂肪？或者兼而用之？做這個決定並不容易，因為這兩種食物的名聲都不太好。

增加蛋白質的效果

如果用蛋白質取代一部分碳水化合物，把蛋白質占熱量攝取的百分比從目前的15％提高到25％左右，會出現什麼情況呢？低密度脂蛋白膽固醇、極低密度脂蛋白膽固醇和三酸甘油酯的指數會由此而下降，而良性的高密度脂蛋白膽固醇的指數則會上升。同時，這種食物結構的轉變也會對血糖和胰島素指數產生良好的作用，降低血壓的作用

也並不罕見。除此之外，蛋白質最容易讓人有飽的感覺，因此可以預防體重超重。

脂肪改善物質代謝

和高澱粉、低脂肪的食物相比，如果將碳水化合物中的一部分由脂肪來替代，特別是不飽和脂肪酸，那麼血糖和胰島素的指數反而會下降。對於外行人來說，這聽上去有點像天方夜譚，但卻是事實，而且在專業文獻中多有記載。同時，膽固醇的總體指數會下降，包括低密度脂蛋白膽固醇、極低密度脂蛋白膽固醇、中間密度脂蛋白膽固醇、血液脂蛋白（Lp（a））、三酸甘油酯，及他種含有三酸甘油的血脂質。而良性的高密度脂蛋白膽固醇的指數則會提高。雖然多脂肪的食物結構對健康可能不利，但實際上，這樣的食物結構會明顯降低罹患心肌梗塞的危險性！如果不信，可以自己試一試，或者到地中海國家走一走。你見過「少吃油脂」的義大利人、西班牙人、南法人和希臘人嗎？奇怪的是，心肌梗塞的罹患率在這幾個歐洲國家，比其他西方國家都要低！

在健康人身上同樣可以觀察到這個現象。在脂肪和糖的代謝發生問題的人當中，是患有胰島素抗性和未知症候群的人群，這個現象就更為明顯！甚至是糖尿病第二型的病人也不例外。讓脂肪（主要是單元不飽和脂肪）所占的比例升至45%，同時減少碳水化合物所占的比例，會使出現異常的物質代謝得到明顯的改善狀況。

為什麼選擇單元不飽和？

人類進化的過程中，主要的脂肪來源是動物的內臟、腹部脂肪和骨髓。其中佔有主導地位的是所謂的「油酸」，屬於最重要的單元不飽和脂肪酸，這一點至今仍然沒有改變。目前，油酸的主要來源是橄欖油和油菜籽油，它們在健康方面的作用獲得良好的聲譽。

單元不飽和的油酸在降低血脂質的作用和方式，與多元不飽和的亞麻油酸相類似。後者主要存在於葵花籽油、玉米油中。

身體自身是可以合成油酸的，所以油酸可以看作是屬於身體自身的一種物質。因此，即使大量攝取油酸也不會引起身體的不良反應。與此相反，過量攝取多元不飽和脂肪酸則也會引起副作用。

高度不飽和的重要性

身體的許多功能需要高度不飽和的脂肪酸。高度不飽和的脂肪酸因此成為不可或缺的物質。高度不飽和的脂肪酸分為兩類，一類叫做Omega-3脂肪酸，另一類叫做Omega-6脂肪酸。它們的名稱來自其化學結構。這兩類脂肪酸在代謝系統中互相對抗，因此必須讓他們在體內的比例達到某種平衡。兩種脂肪酸基本上都僅存於動物性油脂中，比如肉和魚當中。人生下來後最初的脂肪來源是母乳。這種純「動物性」脂肪中，兩種脂肪酸的含量都很高。這不是偶然的現象。在生命的最初階段，若這兩種脂肪酸中的任何一種供應不足，就會很快使中樞神經系統的細胞功能受到限制。

在植物性脂肪中，高度不飽和的脂肪酸很少，而且大多為短鏈的多元不飽和脂肪酸。我們的身體可以透過一種相當複雜的代謝程式，將其加長為長鏈的、高度不飽和的脂肪酸。但是這個過程並非很有效率，同時牽扯到不少問題，因為整個過程中有瓶頸，即兩類脂肪酸都需要同一種酵素系統。Omega-3脂肪酸會因此被系統排擠，其後果是高度不飽和的Omega-3脂肪酸的生成受到阻礙，而發生短缺。

均衡的Omega比例

Omega-3脂肪酸可以擴張血管、降低血壓、抑制血液凝固和減少血栓的趨勢。還可以提高紅血球形狀的可塑性，改善血流的性質，加強組織中微細血管的血液流通。它的另一項功用是穩定心跳。如果身體無法從食物中得到Omega-3脂肪酸，同時自身的製造功能又因Omega-6脂肪酸過量而受到壓制的話，就會形成這兩種脂肪酸的不均衡。Omega-3脂肪酸的缺乏會引起疾病。Omega-6脂肪酸主要來源是葵花籽油、玉米油、麥芽油、葡萄籽油和以這些原料製造的植物性奶油。

為了使Omega-6脂肪酸和Omega-3脂肪酸在身體中的含量達到健康的平衡，必須注意以恰當的比例來攝取這兩種脂肪酸。Omega-6和Omega-3脂肪酸之間理想的比例應為2:1到4:1。但是廉價的具壟斷地位的植物油，如葵花籽油、玉米油和沙拉油的壟斷地位，使得這個比例移轉成12:1的地步！

在這個前提下，值得推薦的方法是使Omega-3脂肪酸

的攝取量加倍，同時大幅度的減少食用Omega-6脂肪酸。在實際生活中，這意味著應大量的減少食用含有亞麻油酸的植物油，如葵花籽油、玉米油、麥芽油、葡萄籽油和以這些原料製造的植物性奶油，而增加食用富含Omega-3的食物，如海魚、野味、油菜籽油、核桃和某些綠色蔬菜。

章末小結

· 大量攝取碳水化合物會引起代謝不良。

· 在食物中提高蛋白質和脂肪的比例，
可以改善代謝系統的各項指數。

· 碳水化合物可以用蛋白質和脂肪替代。

· 食用油應以單元不飽和脂肪酸為主。

· Omega-6和Omega-3脂肪酸之間的理想比例
是可以達到的：
少吃Omega-6脂肪酸，
多吃Omega-3脂肪酸。

第二十章
按照基因的需求享用美食

自從人類開始定居和發展農業以來，他們實際上只吃能夠「生產」的和能夠在市場上交易的食物。這和我們的基因中固有的健康概念有著極大的差別。

從營養學的角度來看，早在一萬年以前，我們就透過這個生物學上的巨變走上了一條歪路。由於我們在經濟上，對這種攝取方式的依賴愈來愈大，因此在這條路上我們也就走得愈來愈遠，而我們的健康也逐漸地陷於危險之中。不僅如此，從前幾代人開始，我們身體的運動量就不斷地在減少，使得身體代謝過程中的支撐點遭到破壞，同時也讓獲取食物與運動這兩個在進化中原本屬於一體的因素相互脫離開來。

微晶片的發明讓我們終於落入了「富裕」的陷阱中。今日，身體的活動僅限於觸動各種按鍵和按鈕。人體的自身調節系統，因為不具備有適應這種缺少運動的生活方式的基因，而疲於應付。體重超重、糖和脂肪代謝系統方面的紊亂、第二型糖尿病、心肌梗塞、腦血管栓塞和多種癌症，就是上述情況造成的直接後果。

為了培養成一種符合生態學的健康生活方式，至少要改變兩個主要的結構：首先是要讓運動重新回到我們的生活當中，然後是採取合乎基因要求的飲食結構。有趣的是，在飼養動物方面，這個道理有許多人已經知道了，不少民眾為實現生態學的動物飼養方式在搖旗吶喊，終於大家開始希望重新吃到健康的豬肉、牛肉，希望這些動物在活著

的時候是快樂的，而不想吃那些關在圈裏缺少運動，吃的是古怪的飼料，同時還被各種藥物污染的牲畜。可是我們自己卻滿足於完全不符合自己物種需求的工作和生活條件。

「健康」的飲食方式被錯誤的定義

少吃動物蛋白，少吃脂肪和膽固醇，多吃碳水化合物等等，這是過去四十年中，對所謂「健康的」飲食方式下的定義。可惜，這種「健康」的飲食方式對健康的作用，並不比被斥為「不健康」的食物好。全世界最大的兩個長期觀察研究專案——「護士健康研究」（Nurses' Health Study）對八萬名女子進行的調查和「健康專業研究」（Health Professionals' Study）對五萬名男子進行的調查——證實了這一點。兩個調查目前都在哈佛大學繼續進行中。二〇〇〇年秋季，在進行了為期十四年的調查之後，他們發表了研究的結果，而這些結果對於許多營養諮詢家來說，恐怕都不太受用：不管參加調查的男女吃得多麼「健康」，或者多為「不健康」，在心肌梗塞、癌症和總死亡率方面，在女子中沒有任何差別。在男子當中，吃得「極健康」的男人，比起吃的「極不健康」的男人，多少可以找出一點極其細微的差別。考慮到整個觀察的規模和精細程度，這點差別可以說是微不足道。所謂「最健康」的飲食方式對心臟和循環系統疾病死亡率的抑制效果，也可以用每日一兩杯葡萄酒的方式輕鬆達到。這些研究人員想以此來證實，四十年來對健康的飲食方式所制定的標準是錯誤的。但是他們沒有看到，從他們的調查結果來看，

實際上不管吃什麼都是一樣的。

什麼叫做「符合物種需求」的飲食方式？

符合人類物種需求的飲食方式應當是什麼樣子，到目前為止只能猜測。一方面可由我們祖先的生活方式引為借鑒，另一方面也可從近代狩獵和採集的生活方式中尋找樣本。在那個時期，即使是高齡的人群中也很少見到有高血脂、高血糖和高血壓等症狀。我們這個時代典型的文明病，對於那時的人們來說，實際上是聞所未聞的。現代的醫學研究可以提供我們在物質代謝方面的證據，幫助我們找到最適合我們身體的飲食方法。如果把這三方面的研究結果綜合起來，得出的結論則是，「石器時代的節食方式」是符合生態學的。我們身體中的基因，缺少的也正是這種節食方式。所謂的節食方式並不是我們當代的減肥方式，其原意指的是持續一生的一種生活和攝取方式。

據此，符合生態學意味著讓蛋白質的攝取量，占熱量攝取量的20％～30％，脂肪攝取量占35％～45％（當然是以單元不飽和脂肪酸為主），而讓碳水化合物占熱量攝取量的30％～40％。這種營養結構與那些仍在自然環境中以狩獵和採集方式為生的人群相符，也與幾百萬年來人類的飲食方式相符。同時，在對物質代謝進行先進的控制性研究時，也正是透過這種養分比例，達到糖和脂肪代謝指數的最佳狀態。這應當不是偶然的因素造成的。

顯然，我們的基因最容易適應這種食物結構。

正確的與錯誤的分類飲食法

在對近代狩獵和採集部落的觀察中發現，他們吃的碳水化合物數量不多，主要是以小吃的方式吃下的，而且是以非常簡單的方式吃下去的。與此對照，蛋白質——主要來源是大小動物的肉，還有魚——大部分是和脂肪組合起來食用的，正如這類食物的天然結構一樣。現代醫學也證明，蛋白質與脂肪的組合並不會對物質代謝帶來麻煩。而碳水化合物和脂肪的組合卻會給血液帶來不少的氧化壓力。大家都在大談分類飲食法，可是針對分類飲食法所做的宣傳正是錯的：碳水化合物加脂肪！這對於健康恐怕是弊大於利。如果真要施行所謂的分類飲食法，那麼至少也應當採取「以生物進化作為參照的分類飲食法」，即穀物加上水果和一些甜的東西，如糖和蜂蜜，但盡可能少加，甚至不加脂肪！

轉向符合物種需求的飲食結構

在今日食物供應的基礎上，如何才能實現參照石器時代的模式制定的飲食結構呢？我們只需遵守三個原則，整個事情就會變得又簡單、又好吃！不過，這些食物的價格也會比大家至今習慣的價格高許多！不過，想一想它能夠帶來的苗條曲線……

第一個習題，也是最難的一個：一方面要減少碳水化合物，另一方面要改善它的品質。需要減少的是麵包、馬鈴薯、麵條和白米飯，人工製造的那些用糖和澱粉做的甜品和甜膩的飲料，最好是根本不吃。端到桌上的穀物製品最好是全麥製品，麵包則一定選用自然方法製作的麵團。

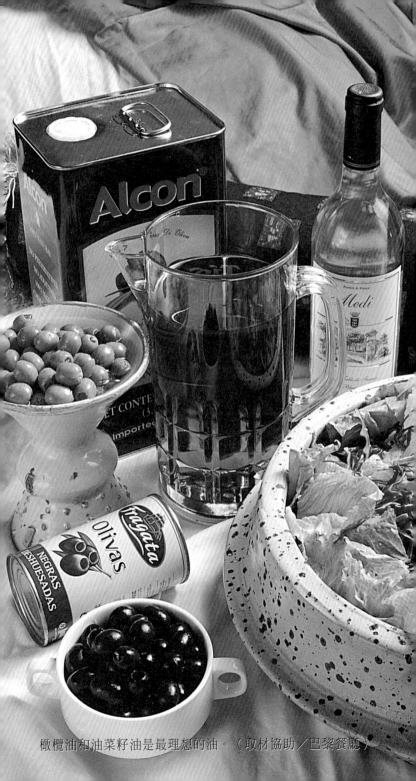

橄欖油和油菜籽油是最理想的油。（取材協助／巴黎餐廳）

原則上，對碳水化合物的需求，大部分應當以莓子、果實、根莖、蔬菜和沙拉來涵蓋。「一天五次！」應當成為我們的新口號：每天至少吃五份這類的食物。準備和烹製這些食物需要不少的時間和工夫，有些人可能做不來。如果是這樣的話，可以改用一些透過保護營養價值的技術方法處理過的速成原料，以此來增加水果和蔬菜的攝取量。

第二個習題很簡單：明顯的增加蛋白質的攝取量，也就是多吃一些肉、禽類、魚、海產、蛋、奶製品、莢豆類和堅果。最好是經常替換。每天吃一份肉完全是符合物種需求的，當然也是健康的！

第三個習題也沒有問題：脂肪的質量要合乎尺度。因為肉眼不一定能看得出來，只有依賴專業知識來解決了。最重要的原則是儘量吃單元不飽和脂肪酸，同時少吃Omega-6脂肪酸，多吃Omega-3脂肪酸。

有關符合物種需求飲食的一些建議

除了魚以外，吃肉時一定要注意選擇脂肪少的，其目的並不是為了減少脂肪的攝取量，而是為了以此為基礎，將重點轉移到品質更高的脂肪上。

我們攝取脂肪的方式早就和生態學不合了。市場上出售的脂肪中，廉價的穀物類油、玉米油和沙拉油占了主導地位。這幾種油中，Omega-6脂肪酸的含量高，Omega-3脂肪酸的含量低。這種結構造成了Omega-3脂肪酸的缺乏。因此我們吃肉時，應儘量選購瘦的部分，肥的部分要盡可能去掉。只有這樣，我們才能真正享用「應該享用的」脂肪，即橄欖油和油菜籽油，拌上蔬菜和沙拉。

橄欖油雖然含有大量的單元不飽和脂肪酸，卻幾乎不含有Omega-3脂肪酸。亞麻油、沙拉油和油菜籽油中，Omega-3脂肪酸的含量則高得多。亞麻油的味道特殊，不是所有的人都愛吃。沙拉油中多元不飽和的Omega-6脂肪酸含量又太高。油菜籽油含有約65％的單元不飽和脂肪酸，同時含有約10％的Omega-3脂肪酸，再加上約20％的亞麻油酸（Omega-6脂肪酸）。這種比例正是一箭雙鵰：既滿足了對各種脂肪酸的需求，同時又排除了Omega-6脂肪酸過多而可能帶來的危險。油菜籽油中Omega-6和Omega-3脂肪酸之間形成的2:1的比例，甚至可以認為是「理想」的油。

按照生態學飼養的動物的肉，包括野味，也是Omega-3脂肪酸的來源。海魚（鯖魚、鯡魚、沙丁魚和鮭魚等）是高度不飽和的Omega-3脂肪酸的最佳來源！魚類所含有的高級蛋白質、碘和氟，不得不讓人得出這樣的結論：每周至少應吃四次魚！不過，我們的海洋已經被撈捕過度了，所以這個想法不太實際。

比較實際的是，煮魚時用橄欖油，煮肉時用油菜籽油，以此來平衡Omega-3脂肪酸。同時還應增加含有Omega-3脂肪酸的植物性食物的量，比如綠葉蔬菜等。

堅果是蛋白質和脂肪酸寶貴的傳遞者，其中核桃含有相當多的Omega-3脂肪酸。不要害怕它的高熱量！吃堅果的秘密在於要拿它當作正餐吃，而不要在不餓的時候當成看電視時的零食來吃，也不要在吃飽以後機械性地塞進嘴裏。堅果很容易讓人飽，也容易讓人感到滿足。另一種方法是拌在蔬菜和沙拉中吃。

以石器時代的眼光來評判，奶製品中發酵過的品種最值

得推薦，如優酪乳、酸奶、脫脂乳等，硬乳酪也是值得推薦的。這也是解決乳糖過敏問題的辦法。發酵過的乳製品對物質代謝和免疫系統有一連串的優點。奶製品不僅可以提供高品質的蛋白質，同時還是鈣最重要的來源，因此是難以替代的。

地中海風味為典範

如果餐桌上主要是水果、蔬菜、沙拉、莢豆、橄欖油、油菜籽油、魚、瘦肉、禽類、堅果、蘑菇、酸奶和其他乳酸製品，那麼這個廚房無論如何都可以被稱作新石器時代的廚房。這種飲食方式也是符合生態學的。地中海地區人們的飲食方式大多是這樣的。所以將地中海地區的風味作為健康飲食的典範，也是順理成章的事。唯一需要改變的，是他們比較大量吃澱粉（白麵包、白米和馬鈴薯）的傳統。這種傳統的形成歸咎於這幾個國家在近幾個世紀來貧窮的增加。

透過採用地方性的製品，地中海地區的風味很容易在德國、奧地利和瑞士實現，而且味道不差。其中的白麵包製品可以用全麥製品替代。

吃什麼？喝什麼？

．早餐：水果或全麥食物，或者水果加全麥食物。

．點心：水果、乳酸製品和堅果，單獨吃或混合均可。

．前菜：蔬菜湯、肉湯或魚湯，油漬的蔬菜，

也可以吃用油菜籽油或橄欖油拌的生菜。

．正餐：瘦肉、魚、海鮮、蛋，最好輪流吃。

．正餐配菜：各種蔬菜、沙拉。

．每日一次，作為前餐或者正餐的配餐：

一份全麥烤製品或糙米飯，偶爾也可吃馬鈴薯。

．餐後：奶酪及其他乳酸製品

或者水果及水果沙拉。

．每天都喝葡萄酒，最好是吃飯時喝。

國家圖書館出版品預行編目資料

每天吃肉：人類也需要符合物種需求的飲食/尼柯萊‧沃爾姆
（Nicolai Worm）著；斯特芬妮‧哈葉斯 插畫；楊超良 譯. -- 初
版. -- 台北縣新店市：高談文化, 2002【民91】
　　　　面；　公分
　　　　譯自：Täglich Fleisch: Auch der Mensch braucht
　　　　　　　artgerechte Ernährung
　　　　ISBN 957-0443-55-3（平裝）
　　　　1.肉類食物　2.健康法
411.3　　　　　　　　　　　　　　　　　　　91017422

每天吃肉

作者：尼柯萊‧沃爾姆

插圖：斯特芬妮‧哈葉斯

譯者：楊超良

發行人：賴任辰　總編輯：許麗雯

編輯：劉綺文　呂婉君

行銷部：楊伯江　曾任進

出版發行：高談文化事業有限公司

地址：台北市信義路六段29號4樓

電話：（02）2726-0677　傳真：（02）2759-4681

E-Mail：cultuspeak@cultuspeak.com.tw；c9728@ms16.hinet.net

http://www.cultuspeak.com.tw

定價：新台幣250元整

製版：菘展製版　（02）2221-8519

印刷：松霖印刷　（02）2240-5000

郵撥帳號：19282592高談文化事業有限公司

行政院新聞局出版事業登記證局版臺省業字第890號

Copyright(c)2001 Gräfe und Unzer Verlag GmbH,
München Chinese Copyright(c)2003 Cultuspeak Publishing Co.,
Ltd., Taipei Through Jia-Xi Books Co., Ltd. 家西書社
All Rights Reserved. 著作權所有‧翻印必究
本書文字非經同意，不得轉載或公開播放
2003年1月初版